CÓMO SUPERAR CON ÉXITO CUALQUIER EXAMEN
Autor: Adolfo Pérez Agustí (2022)

Edita: Ediciones Masters
28019 MADRID (Spain)
edicionesmasters@gmail.com
http://www.edicionesmasters.com

Memoria es la potencia del alma por medio de la cual se retiene y recuerda lo pasado, el aprendizaje, la gloria a las personas o acontecimientos, y hasta la relación de gastos hechos en una dependencia o negociado. También hablamos de memoria cuando exponemos hechos o motivos referentes a determinado asunto, y al estudio o disertación escrita sobre alguna materia.

Otras personas se refieren a los dispositivos electrónicos en que se almacena en ordenadores la información sobre datos y a la memoria artificial, más científicamente renombrada como mnemotécnica, un arte que procura por medio de varias reglas aumentar el poder y alcance de la memoria.

El argot popular no es tan trascendental y nos habla de memoria de "gallo o de grillo" para definir a quien carece de ella y de "acudir algo a la memoria" cuando viene una cosa a la mente en ese momento. Borrarse algo de la memoria, electrónica o mentalmente, quiere decir que se han olvidado o desaparecidos todos los datos, casi igual que "caerse una cosa de la memoria", y lo contrario de "conservar la memoria de una cosa", pues ahora es que nos acordamos de algo.

Cuando "encomendamos una cosa a la memoria" es que lo hemos aprendido correctamente, cosa que no es fácil de conseguir si somos "flacos de memoria", olvidadizos. Algunas personas "hablan de memoria", que es igual que acordarse en ese momento de algo, pero como lo hacen sin reflexionar casi siempre se equivocan.

"Hacer memoria" implicar un esfuerzo para recordar, lo contrario a "pasarse una cosa de la memoria", pues ni siquiera realizamos acto alguno para recordar. "Profanar la memoria de una persona" es mucho más grave, pues normalmente se hace para difamarla o calumniarla después de muerta.

Después encontramos nuevas expresiones populares, como "recorrer la memoria", cuando hacemos reflexión para acordarnos de lo que pasó; nos "refrescamos la memoria", que no tiene nada que ver con el agua si no con recordar algo que parecía olvidado; "lo tendré en la memoria o en la mente", asegurando así que no nos olvidaremos, y finalmente, "venir una cosa a la memoria", cuando algo es recordado súbitamente.

CONCEPTOS BÁSICOS

Estudiar

Estudiar significa ejercitar el entendimiento para comprender una cosa, y esto puede lograrse mediante la asistencia a colegios, institutos o universidades, o como un autodidacta, que supone instruirse a sí mismo sin auxilio de maestro. La finalidad de estos métodos es la misma, pues se trata de aprender una lección o disciplina hasta llegar a dominarla, aunque en nuestra sociedad moderna está más valorada la posesión de un título que la pura demostración de habilidades. Esto nos lleva a asumir un riesgo muy importante, por cuanto una persona puede haber conseguido su título después de numerosos y continuados fracasos, o incluso simplemente por estar en posesión de buena memoria, pero ser incapaz de materializar acertadamente sus conocimientos.

El estudiante debe ser, ante todo, observador, incluso un examinador crítico de aquello que le están enseñando, pues no siempre el instructor está acertado en aquello que divulga, e incluso los mismos libros de texto pueden contener errores. Leyendo a otra persona se aprende de su experiencia y posiblemente de sus errores, pero indudablemente supone una ayuda para aprender una materia. No es bueno tomar como dogma las materias académicas que no sean exactas, pues tanto la medicina, como la filosofía o la biología, por poner unos ejemplos, son materias cambiantes y lo que hoy parece cierto mañana puede ser un error. Incluso la astronomía, la física, o la geología se modifican cada década, invalidando muchas de las veracidades antaño consideradas como válidas.
El estudiante sabio, por tanto, será aquel que aprenda

un método establecido, pues hay que partir de una base, pero una vez que haya pasado la frontera del parvulario académico, debe comenzar a investigar y analizar por su cuenta, a deducir y perfeccionar lo que otros le han enseñado, terminando por convertirse en maestro de su maestro. No es buena, por tanto, la sumisión técnica a los profesores, ni mucho menos considerar que su sabiduría en infinita y sin errores, pues de esta manera el alumno solamente conseguirá ser la sombra de un buen profesor.

Estudio

No hay manera de evitar que el estudio suponga un esfuerzo para el estudiante, pues así lograremos el entendimiento de alguna materia para poderlo aplicar con posterioridad a un trabajo. Con el estudio conseguimos aprender y cultivar una ciencia o arte, pero también logramos averiguar secretos o materias que antes nos estaban vedadas. Gracias a ello, muchas personas encuentran la felicidad cuando se introducen en alguna religión o filosofía, otras logran la paz en sus espíritus si leen escritos sobre psicología, mientras que muchas lo que en realizan perfeccionan son sus métodos para hacer daño.

Mediante el estudio un abogado logrará ganar la batalla legal encomendada por su cliente (aunque esté defendiendo al culpable), un político tratará de buscar una solución que agrade a todos (labor condenada al fracaso casi siempre), y un restaurador conseguirá devolver a esa preciada pieza en la que está trabajando, a sus características originales.

Examen

El examen supone la indagación que se hace acerca de

las cualidades y circunstancias de una cosa o de un hecho, y para ello normalmente se le somete a una prueba para averiguar la idoneidad de un sujeto para el ejercicio y profesión de una facultad, oficio o ministerio, o para demostrar el aprovechamiento en los estudios. El examen implica mostrar pruebas por parte del examinado, bien sean orales, escritas o prácticas, aunque también pueden ser espirituales, como cuando realizamos un examen de conciencia, bien sea personal o con Dios como oyente. En estos casos hay que recordar las palabras, obras y pensamientos con relación a las obligaciones que tenemos, momento en el cual tendremos que meditar sobre las faltas o pecados cometidos.

Por eso, y en resumen, un examen implica inquirir, investigar, escudriñar con diligencia y cuidado una cosa, con el fin de reconocer su calidad, viendo si tiene algún defecto o error, o probar y tantear la idoneidad y suficiencia de una persona.

Memoria

Se trata de la capacidad mental que permite a los seres vivos registrar, conservar y evocar experiencias, aunque básicamente existen dos zonas o tipos de memoria: la anterógrada que recuerda los hechos y aprendizajes pasados, y la memoria retrógrada que se encarga de recordar los hechos recientes y que sirve igualmente para el aprendizaje.

La memoria es el proceso de almacenamiento y recuperación de la información en el cerebro, básico en el aprendizaje y en el pensamiento, y se distinguen cuatro tipos de recuerdo: reintegración, reproducción, reconocimiento, y reaprendizaje.

1. La reintegración supone la reconstrucción de sucesos o hechos sobre la base de estímulos parciales, que sirven como recordatorios. Es restituir o satisfacer íntegramente una cosa.

2. La reproducción es la recuperación activa y sin ayuda de algún elemento de la experiencia pasada, como por ejemplo un libro. Es volver a producir de nuevo, a hacer presente lo que antes se dijo y alegó.

3. El reconocimiento se refiere a la capacidad de identificar estímulos previamente conocidos, a comprender o rectificar el juicio antes formado sobre una cosa.

4. Y el reaprendizaje muestra los efectos de la memoria: la materia conocida es más fácil de aprender una segunda vez que si no lo fuera. Esto confirma la utilidad de volver a repasar los textos ya memorizados con anterioridad, pues refuerza sensiblemente la facilidad para afianzarlos.

Olvidar

Olvidar es dejar de tener en la memoria lo que se tenía o debía tener en cuenta. Se olvidan las cosas, a las personas, las fechas y, con más frecuencia, los libros de textos aprendidos en la niñez. No se olvidan, por el contrario, aquellas cosas que nos han hecho felices o infelices, el hambre pasada, el miedo a las personas o cosas, ni el nombre de nuestro lugar de nacimiento.
La gente, con su argot peculiar, emplea con frecuencia esta palabra para fines diversos, como cuando dicen "estar olvidada una cosa", para indicarnos que no nos

preocupa ya o que no tenemos rencor almacenado. Otras veces exigimos a las personas que nos olviden, como cuando gritamos, ¡olvídame! y lo recalcamos con un ¡déjame en paz!

Habitualmente, se han dado cuatro explicaciones para el olvido:

1. Las huellas mnémicas, aquellas que emplean técnicas para recordar y que suponen el método por medio del cual se forma una memoria artificial, se van borrando de modo natural a lo largo del tiempo como resultado de procesos orgánicos que tienen lugar en el sistema nervioso. Es como el proceso de borrar archivos perdidos y sin utilidad en un ordenador.

2. La memoria se va distorsionando progresivamente o modificando con el tiempo, por lo que algunas bases de datos se pierden.

3. El nuevo aprendizaje interfiere o reemplaza al antiguo, fenómeno que se conoce como inhibición retroactiva. En este caso el problema está en el acceso a los datos antiguos y no en la supuesta desaparición.

4. La represión de ciertas experiencias indeseables para el individuo causa el olvido de éstas y sus contextos. Esto frecuentemente no es real y para ello se cuenta con el inconsciente, posiblemente el mejor reservorio de la información humana.

Cuando perdemos la memoria nos descuidamos de una cosa que se debía tener presente, que es casi igual que "echar en olvido", todo lo contrario, a "no tener en olvido a una persona o cosa" lo que supone asegurar que lo tenemos presente. Otras personas emplean frases de "¡olvídame que no es mi santo!" para que les dejemos en paz, "te recuerdo que no lo puedes olvidar", un contrasentido ciertamente gracioso, o también "olvídame y pega la vuelta", con lo cual damos por terminada una conversación o relación.

El fenómeno del olvido, a lo largo del tiempo, ha sido objeto de estudio por parte de los psicólogos, quienes dicen que normalmente hay primero un olvido rápido, al que sigue una pérdida más suave y profunda de los acontecimientos y las personas. Cuando un ser querido se ha muerto, la gente se horroriza de sí mismos al afirmar que ni siquiera recuerdan ya la cara del difunto, lo que está al borde del olvido incluso afectivo.

NUESTRA CAPACIDAD DE APRENDIZAJE

El aumento de la cantidad de información retenida, sin embargo, se puede lograr practicando activamente la reproducción durante el aprendizaje, mediante revisiones periódicas del material aprendido, y avanzando un poco más en el material estudiado, más allá del punto de mero dominio. Una técnica instrumental desarrollada para mejorar la memoria es la mencionada mnemotecnia, que supone usar asociaciones y otros trucos para recordar estímulos concretos. Ahora el acceso a la información que existe en el cerebro, nunca pasajera, se puede lograr mediante la música, aparatos de ondas cerebrales, estímulos emocionales, olores y con lo que se denomina como asociación de ideas.

Se sabe muy poco sobre la fisiología del almacenamiento de la memoria en el cerebro. Algunos investigadores sugieren que la memoria se sitúa en lugares específicos, y otros que la memoria implica a amplias regiones cerebrales que funcionan conjuntamente. También es posible que exista una memoria unitaria, de todo el organismo, y otra colectiva, de toda la especie humana, con lo cual quedarían explicados los instintos naturales. Y aún más, es casi seguro que existe una memoria o conciencia universal, sutil y anímica, tan difícil de explicar y definir pero fácil de presentir. De hecho, es posible que todas estas hipótesis se cumplan simultáneamente, del mismo modo que aunque nuestro cuerpo esté compuesto de millones de elementos diferentes, juntos forman una sola unidad.

Hay personas que dicen que existen diferentes mecanismos de almacenamiento para la memoria a corto y a largo plazo, y que si lo aprendido no pasa de la primera a la segunda se perderá. Probablemente nada desaparezca de la memoria, por superfluo o innecesario que nos parezca, y todo permanecerá en algún recóndito lugar en espera de salir a la luz, en su momento. Esto se ha podido comprobar en las horas que preceden a la muerte, donde las personas repasan en cuestión de minutos toda su vida, con nombres y detalles, lo que indica que hay algo que nunca se deteriora con la edad ni las enfermedades.

Los estudios con animales indican que las estructuras en el sistema límbico cerebral tienen distintas funciones en cuanto a la memoria, lo que ha llevado al pujante desarrollo de la Aromaterapia como sistema curativo de los problemas emocionales.
Posiblemente un circuito a través del hipocampo y del tálamo podría estar funcionando en el caso de la memoria espacial, mientras que otro, a través de la amígdala y del tálamo, puede tener que ver con la memoria emocional. La investigación también sugiere que el recuerdo de las habilidades psicomotoras es almacenado de modo distinto al de las actividades intelectuales. La causa puede estar en que las habilidades motoras, aquellas necesarias para la vida y el aprendizaje de los deportes, se graban gracias a la repetición del mismo movimiento, lo que crea un tipo diferente de memoria con respecto a la intelectual.

En general, los recuerdos son menos claros y detallados que las percepciones, pero a veces una imagen recordada es completa en cada detalle. Este fenómeno, conocido como memoria eidética, o imágenes eidéticas, se da con frecuencia en los niños, que a veces son capaces de reconstruir una imagen tan completa que pueden llegar a deletrear una página entera escrita en un idioma desconocido y que apenas habían visto durante unos momentos.

Pérdida de la memoria

La memoria puede verse afectada tanto en la cantidad como en la calidad, y no siempre es fácil determinar quién tiene problemas reales de memoria. Posiblemente, los seres humanos tenemos la facilidad para mantener olvidados o escondidos pasajes o elementos de la vida que no nos interesan, mientras que nos es fácil recordar aquello que nos hace feliz o, paradójicamente, nos proporciona miedo. Los ancianos, por ejemplo, mantienen una memoria pasada extraordinaria y son capaces de recordar hechos que creían olvidados. Los niños, por el contrario, apenas recuerdan los años de su extrema niñez, cuando apenas eran unos bebés, pero son capaces de recordar multitud de datos que acaban de asimilar.

Como trastornos destacan la hiperamnesia o fuga de ideas, en la que se produce una evocación exagerada de los recuerdos que nos torturan, y los diversos tipos de amnesia que nos produce incapacidad para recordar hechos recientes. También se consideran trastornos los problemas para evocar acontecimientos lejanos relativamente importantes. Las ausencias momentáneas, como olvidarnos de nuestro nombre, de la calle donde vivimos y, con más frecuencia, el lugar donde hemos aparcado nuestro vehículo, no son problemas reales de la memoria, pues posiblemente se deban a saturación de información.

Entre los trastornos cualitativos de la memoria cabe citar la paramnesia o los recuerdos extraños, aquellos que la persona manifiesta como ya vividos o, al contrario, nunca vistos, así como la fabulación, en el cual se recuerdan como reales ciertos hechos que posiblemente solamente sean ensoñaciones.

Causas

Los trastornos de la memoria físicos están originados por causas diversas, entre ellas: envejecimiento, falta de concentración, distracción, trastornos emocionales intensos, desinterés, alegría o tristeza desbordadas, mala circulación sanguínea, enfermedades hepáticas, mala alimentación, drogas o falta de sueño.

Tratamiento:

Al margen de la enfermedad causante, existen remedios genéricos que suelen dar buenos resultados como el Ginseng, eleuterococo y la nuez de cola. También el jengibre negro, la Bacopa, el romero, la salvia y el Ginkgo Biloba.

Nutrientes

La lecitina y cualquier alimento rico en fosfolípidos, los rabos de pasas y las nueces. También el ácido glutámico, la L-Glutamina, el polen, la jalea real, la colina y las vitaminas del grupo B. Igualmente el café, la cola y el té.

Homeopatía

Sulphur, Ignatia amara.

CONSEJOS PARA ESTUDIAR

El siguiente texto ha sido cedido amablemente por su autor, Raúl Martínez, y supone una gran ayuda para los estudiantes. Aporta numerosas soluciones y métodos para conseguir que los estudios sean fructíferos, y entre sus consejos están:

(Entre paréntesis he puesto mis consejos)

- Tómate estas técnicas en serio. (Solamente aprende quien así lo desea).

- Si no estás dispuesto a esforzarte a diario es mejor que no sigas leyendo.

- Usa una silla cómoda pero no demasiado. (El cuerpo debe estar en un ligero ángulo obtuso).

- La iluminación ha de ser buena y por la izquierda. Por ejemplo, es buena idea un flexo con una bombilla azul de 60 w. El resto de la habitación ha de tener una luz tenue. (La bombilla preferentemente coloreada en azul pálido es para aumentar la temperatura de color).

- Estudia en tu habitación. No en la cocina, ni en el comedor... Si no tienes sitio en casa búscate una biblioteca cercana. (Un campo o jardín tranquilo son otros buenos lugares).

- La zona de estudio debe estar ventilada. Tus neuronas necesitan oxígeno.

- La mesa ha de estar limpia y despejada de aquello que pueda distraerte (tele, equipo de música, juguetes, revistas, muñecos). Pero el lugar de estudio debe ser agradable. (Escoge como ambiente colores azules o verdes).

- No se estudia con música. Solo puedes escuchar música suave cuando hagas tareas rutinarias y que no requieran casi nada de concentración. (El silencio es tu mejor aliado).

- Prepara todo aquello que puedas necesitar para luego no tener excusas para levantarte. Bolis, agua, libros...

- Es mejor el estudio individual, sobre todo en época de exámenes.

- Planifica el estudio: hazte un horario de estudio para diario y uno especial para la semana antes del examen. Ten tu horario en lugar bien visible. (Debes ser disciplinado, pero nunca rígido, pues unos días necesitarás más horas y otros menos; no eres una máquina)

- En el horario, procura alternar Ciencias/Letras. Deja lo más fácil y rutinario para el principio y el final de las horas de estudio.

- Los periodos de estudio serán de unos 50 minutos alternando con 10 minutos de descanso. (No prolongues ni un minuto los periodos de descanso que te fijes). Casi nadie puede estudiar, por ejemplo, 2 horas seguidas sin descansar. Aprovecha los periodos de descanso para: ir al servicio, merendar, llamar a los amigos, hacer recados. (También es conveniente que realices ejercicios de estiramiento).

- No abuses de la tele. Si hay algún programa que quieras ver, inclúyelo en tu horario de estudio como un periodo de descanso. (Cuando uno está cansado es bueno que nos convirtamos en espectadores).

- Si estás inseguro y crees que te faltará fuerza de voluntad, pide a tus padres que te ayuden a cumplir el horario. (Busca aliados que te motiven especialmente en los momentos de aburrimiento o desánimo).

- Tus padres te pueden ayudar también, por ejemplo, tomándote la lección.

¿Cuánto estudiar a diario?

De 4 a 6 años 15-30 min./día..................... 3 ó 4 días / semana.
De 7 a 12 años 1-2 h./día................................. 5 días /semana.
De 13 a 18 años 2-3 h./día............................ 5 ó 6 días / semana.

Estas indicaciones pueden variar mucho según tu capacidad, el número de suspensos, la proximidad de los exámenes (en época de exámenes estudia todo lo que sea necesario), etc.

- Pase lo que pase NUNCA duermas menos de 6 horas por la noche. El cansancio te hará rendir menos en los exámenes. Si no tienes tiempo para estudiar, planifícate. No hagas creer a tus ingenuos padres que eres muy estudioso porque te quedas por la noche sin dormir para poder estudiar. (No sacrifiques por nada ni por nadie tus horas de descanso, pues un cuerpo sano y fuerte es la base para una mente ágil y capaz de retener. Más que acostarte tarde, con el cansancio de todo el día acumulado en el cuerpo, madruga una hora antes y dedícala al estudio)

- No vale decir: Hoy no tengo que estudiar porque los profesores no me pusieron tarea. Seguro que tienes esquemas que hacer, repasar temas difíciles, trabajos pendientes, leer libros...

- Una buena idea es leerse el tema que el profesor va a explicar al día siguiente. Es muy bueno para alumnos que les cuesta mantener la atención durante toda la hora de clase porque estarán especialmente atentos cuando el profe explique aquello que no comprendimos en el libro. (Las materias se aprenden mejor en el segundo repaso).

- Planifica bien los trabajos y no los dejes para el final. Quítatelos de en medio cuanto antes.

- Evita que tus amigos llamen durante el estudio. Diles cuáles son tus ratos de descanso para que te llamen en ese momento. (Recuerda avisar de que no estás para casi nadie).

- Es bueno consultar enciclopedias u otros textos. (Tu profesor no tiene todos los conocimientos del mundo, así que un buen libro te ayudará a ampliarlos).

- Si pierdes la atención en clase a los 10 minutos, toma apuntes. Así es más difícil despistarse. Además, tendrás todo lo que haya explicado el profesor. Puedes usar abreviaturas, símbolos... Generalmente no recomiendo pasar los apuntes a limpio porque ese tiempo es más valioso para hacer esquemas o estudiar.

- Si ves problemas insuperables pide consejo al psicólogo de tu centro escolar. Ir al psicólogo no es estar loco. También tu tutor del centro escolar puede ayudarte. No conviene dejar problemas importantes sin resolver. (Pedir ayuda no es delegar tus problemas y soluciones en nadie, así que busca el consejo de alguien con mayor experiencia).

ASÍ SE ESTUDIA NATURALES Y MATERIAS DE LETRAS

1. Leer y comprender
   Lo primero es echar un vistazo al tema y tratar de descubrir los apartados y subapartados. Luego leer y tratar de comprender lo que pone.

2. Subrayar
   Se trata de descubrir las ideas más importantes. Es interesante subrayar de tal manera que lo subrayado tenga sentido por sí mismo. (Si tienes mucha prisa se puede hacer a la vez que el primer apartado.)

3. Hacer esquemas
   La idea es conseguir tener en una o dos hojas por tema, todo lo que tienes que aprender y memorizar. El esquema ha de ser lo más completo posible. Este punto es en el que más tiempo emplearás.

4. Memorizar
   Ya sabes... memorízate el esquema totalmente. Si el esquema está bien hecho te será más fácil. Esta fase debe hacerse uno o dos días antes del examen.

LEER Y COMPRENDER

- Trata de encontrar la idea principal e identificar los detalles o ideas complementarias.

- Se deben hacer dos lecturas:

  o Una global para identificar los apartados y las ideas más importantes.
  o Otra, parcial, más detallada, tratando de entender todo lo que pone (lectura comprensiva), fijándose bien en gráficos, ilustraciones...

- La lectura debe ser rápida pero no tanto como para no entender lo que pone. Necesitas atención y concentración.

- Hay que tratar de leer varias palabras de un golpe de vista.

- Evitar tener que volver a leer los párrafos o palabras por las que se ha pasado (regresiones.)

- Evitar leer con los labios, vocalizar o hablar en voz alta. Evitar ir poniendo el lápiz o los dedos por donde se lee.

- Fijarse sobre todo en la parte superior de las palabras.

- Tapamos la parte superior de la palabra: trata de leer. Hacemos lo mismo con la parte inferior. Conclusión: hay más información, generalmente, en la parte superior.

- Anota en un cuaderno las palabras o frases que no entiendas o ideas que te surjan. Recurre al diccionario o al profesor para solucionar tus dudas. También puede anotarse en el margen del libro. Esto te obliga a concentrarte y también te vas dando cuenta de tu grado de comprensión del texto que lees.

- Piensa: Los libros de texto han sido escritos siguiendo una estructura ordenada y están hechos para ser comprendidos.

SUBRAYAR

- Subrayar consiste en destacar mediante un trazo las partes esenciales de un escrito. Se trata de ahorrar esfuerzo después.

- Se deben subrayar las ideas principales, las palabras técnicas y los datos importantes.

- Si subrayas poco perderás información. Si subrayas casi todo, no sirve de nada.

- Mira distintas formas de subrayar:
Normal ....Color........ Doble.........
Ondas........ Discontinuo

- Cuando subrayas un párrafo entero, es mejor poner corchetes a los lados.

- Los rotuladores marcadores pueden ser útiles si no se abusa: puedes calar la hoja o dañarte la vista si son muy fosforescentes.

- Si estás entrenado puedes subrayar mientras haces la lectura comprensiva de que hablamos en el apartado Leer y comprender.

- También puedes añadir comentarios: (¡¡= Idea brillante) (??= Duda o idea posiblemente errónea) (flechas para relacionar) (asteriscos para hacer llamadas) etc.

- Subrayar es muy bueno para obligarte a mantener la atención.

- Algunas personas subrayan de tal manera que todo lo subrayado tiene sentido si se lee seguido. Así es como si tuvieses un resumen.

- Si tienes mal pulso usa regla.

HACER ESQUEMAS

Hacer el esquema es lo que más tiempo te va a llevar pero es imprescindible. Tener un buen esquema y dedicar tiempo a estudiarlo es la clave del éxito. Merece la pena.

- Debes incluir toda la información que debas saber para el examen. NO puedes perder información.

- Hay que ahorrar todo el espacio que se pueda para tener la mayor información posible de un vistazo.

- Poniendo la hoja horizontal se aprovecha mejor el espacio.

- Es muy bueno usar símbolos y abreviaturas para ahorrar espacio. Puedes tener tus propios símbolos y abreviaturas. Además, te vendrán bien para tomar apuntes velozmente.

- Evita usar palabras innecesarias.

- No olvides dibujos, gráficos, fórmulas, diagramas...

- Es bueno subrayar tu esquema incluso con distintos colores y marcar las ideas o datos más importantes.

El más útil es el esquema de llaves. Ejemplo:

- Los apartados del texto son fáciles que coincidan con los apartados de tu esquema.

- Cuanto más flojo de memoria eres, más útil es tu esquema.

- Es imposible hacer los esquemas 1 ó 2 días antes del examen. No da tiempo y esos días previos al examen son vitales para memorizar el esquema. Los esquemas hay que irlos haciendo las semanas antes del examen.

- Aún estás a tiempo, mientras haces el esquema, para anotar aquello que no entiendas para preguntarlo al profe.

- El esquema es mejor que el resumen ya que no se pierde información.

MEMORIZACIÓN DEL ESQUEMA

5. Se supone que tienes hecho el esquema y resueltas las dudas.

6. Es importante organizarse para reservarse la última tarde antes del examen o dos últimas tardes.

7. No puede hacerse la memorización muy lejos del examen (se olvida) ni muy cerca (no te da tiempo.) Si vas a tener varios exámenes en un día puedes memorizar dos días antes, pero dedica siempre unas horas justo antes del examen para repasar la memorización.

8. La memorización es la tarea más dura del estudio. Procura estar despejado. No lo hagas con sueño.

9. Olvídate de medicamentos que te recomienden. Perjudicarán tu salud y te harán creer, falsamente, que vas preparado al examen. Si acaso te faltan energías puedes pedir al médico que te recete unas vitaminas, pero no las tomes por tu cuenta. No hay métodos mágicos. (Ya se ha dicho que las plantas medicinales suponen una buena ayuda

para los estudiantes, aunque hay que tomarlas unos días antes para que hagan efecto).

10. Se trata de leer y comprender el esquema y a continuación reproducirlo mentalmente con el esquema tapado. Si ves que no te lo sabes, repite la operación hasta que te lo sepas.

11. Ve memorizando de esta manera, trozos del esquema y cuando acabes con un apartado, trata de volver a reproducirlo mentalmente, pero ahora completo. Cuando acabes un tema trata de reproducirlo mentalmente, completo, para tener una visión de conjunto.

12. Haciendo esto, te vas dando cuenta del grado de aprendizaje que tienes.

ASÍ SE ESTUDIA MATEMÁTICAS, FÍSICA, QUÍMICA E IDIOMAS

- Es fundamental tener buenos apuntes y los ejercicios bien corregidos.

- Leer, comprender y memorizar la teoría. Apuntarse lo que no se entienda para preguntarlo a padres, compañeros, profesores...

- Hacer de nuevo todos los ejercicios hechos en clase sin ver la solución. Cuando hagamos cada uno, comprobaremos si está bien. Si no se hizo bien, repetir hasta que salga (y hay que entender lo que se hace.) Pregunta siempre al profesor lo que no entiendas. Para eso está el profesor.

- Si ves que con esto no es suficiente, pedir al profe que te indique qué otros ejercicios puedes hacer o busca en el libro entre los que no se han hecho en clase, o en otro libro de texto de un amigo, por ejemplo. Es conveniente que al menos tengas las soluciones para comprobar.

- Si, aún así, no llegas a aprobar o lograr la nota que te propones, puedes pedir a tus padres que te pongan un profe particular. Puede ser un estudiante de una carrera de Ciencias o de Idiomas, según en lo que falles. El profe particular debería servir para encontrar y solucionar lagunas que tengas y para reforzarte poniéndote más ejercicios. Jamás que te haga los que te ponen en clase. Si tu no estudias, un profesor particular puede ser incluso perjudicial.

HACER UN TRABAJO

- Conocer bien los plazos de entrega, extensión y demás características.

- Planifica el tiempo para que te sobre.

- Si es de tema libre, buscar ideas en los índices de los libros de texto, en enciclopedias... Que no sea ni muy fácil ni excesivamente difícil. Que tenga la amplitud adecuada. Pide consejo en casa.

- Los trabajos suelen incluir los siguientes apartados:

  Portada.- Que sea bonita y clara, con todos tus datos.
  Índice.- Que esté detallado.
  Introducción.- No más de dos hojas.
  Apartados.- Deben tener la estructura y extensión correctas.
  Conclusiones.- En cuanto al contenido y en cuanto a tu valoración personal.
  Bibliografía.- Detallar los libros, enciclopedias, CDs, museos, Internet, etc, empleados. Detalla el título, autor, editorial, año, páginas... Si estás en cursos superiores, consulta a tu profesor: hay unas normas universales.
  Una hoja en blanco de cortesía.

FASES PARA LA CONFECCIÓN DEL TRABAJO:

1. Recoger información: Libros de la biblioteca, de texto, mapas, fotos, en museos, Internet, vídeos, películas, CD`s...

2. Establecer los apartados que va a tener el trabajo.

3. Clasificar la información según los apartados. Elegir las ilustraciones que pondremos.

4. Redactar cada apartado con frases claras. Procura no copiar textos enteros, sino resumir la información y combinar la información que posees de distintas fuentes. Ojo: Entregar unas hojas sacadas directamente de una Enciclopedia en CD no sirve de nada y te hace quedar como un tramposo.

5. Revisar la ortografía y redacción. Puedes enseñar el trabajo a alguien para que dé su opinión y te haga sugerencias.

6. Pasar a limpio el trabajo, y si te dejan, a ordenador. Haz una portada bonita y en la que figuren todos los datos.

7. Vigila una vez más que figuren tus datos personales. Cuida la presentación y entrega las hojas bien encuadernadas.

TEST DE AUTOEVALUACIÓN:
¿ESTUDIAS BIEN?

PREGUNTAS	SI	NO	A VECES
¿Tienes un lugar fijo para estudiar?			
¿Estudias en una habitación sin ruidos (tele, radio, etc) que te moleste?			
Tu mesa de estudio, ¿está libre de objetos que te distraigan?			
¿Estudias con buena luz?			
Tu lugar de estudio ¿está bien ventilado?			
Cuando te pones a estudiar ¿Tienes a mano todo lo que necesitas?			
¿Mantienes un horario habitual de estudio, descanso, tiempo libre...?			
¿Divides el tiempo por materias y respetas esa división?			
¿Estudias como mínimo 15 horas semanales?			

En tu tarea ¿Incluyes breves periodos de descanso?			
¿Compruebas a menudo si estás siguiendo tu plan de trabajo?			
Al leer una página o artículo de periódico, ¿te enteras a la primera del contenido?			
¿Mantienes la atención durante todo el texto?			
¿Utilizas libros de consulta cuando no entiendes algo?			
¿Anotas las palabras difíciles, lo que no entiendes, o lo que te llame la atención mientras estudias?			
¿Subrayas las ideas importantes?			
¿Procuras organizar tus ideas antes de redactar un esquema, tema, guión, etc.?			
¿Lees por encima el tema antes de estudiar el tema?			

¿Tienes facilidad para encontrar las ideas básicas de lo que lees?			
¿Elaboras esquemas del tema?			
Cuando estudias ¿tratas de resumir mentalmente?			
Después de estudiar un tema, ¿lo repasas?			
¿Pides ayuda cuando tienes dificultades en los estudios?			
¿Estudias sin dispersarte, con intensidad?			
¿Empleas el menor número de palabras posibles al hacer los esquemas?			
En tus esquemas ¿se destacan las ideas principales?			
¿Incluyes para el estudio datos obtenidos de otras materias, o de la tele, o de otros medios?			
¿Sabes con precisión lo que vas a hacer antes de ponerte al estudio?			

Antes de redactar un trabajo ¿haces un esquema o guión de las ideas?			
Para evaluar tu estudio, ¿desarrollas por escrito, alguna vez, un tema elaborado personalmente?			
¿Haces todo lo posible por redactar de manera clara?			
¿Te aseguras de la corrección ortográfica de tus escritos?			
¿Presentas bien tus exámenes y trabajos?			
¿Relees un escrito (examen, trabajo...) después de haberlo terminado?			
Cuando hay examen siempre duermo 6 horas o más.			
Evito tomar estimulantes, pero bebo café cuando tengo que estudiar.			
Generalmente estudio solo, sin compañeros.			

Nunca salgo de la habitación mientras estudio.			
Siempre que hay examen me encuentro muy nervioso porque hay bastantes cosas que no domino.			
Muchas veces se me echa el tiempo encima antes de los exámenes.			

CONSEJOS PARA SUPERAR LOS EXÁMENES

- Deberías leer primero los consejos generales.

- Hay que saber claramente qué entra en el examen: apartados del libro, apuntes, fechas, problemas, dibujos, ilustraciones...

- Preguntar al profe de qué tipo será el examen: Test, temas, preguntas cortas...

- Repasar los exámenes anteriores para ver cómo son las preguntas que hace el profe.

- Una idea es hacer tú mismo un examen que puedes intercambiar con tus compañeros para ver qué es posible preguntar.

- Estate atento en los repasos que a veces se hacen en clase el día previo al examen. Se suelen decir cosas interesantes.

- Cuando un profe dice "esto es importante" es que tiene muchas posibilidades de caer en el examen.

- El secreto para preparar un examen es la planificación. Consulta los apartados sobre cómo preparar los distintos tipos de exámenes.

- Las empolladas de última hora no funcionan. La memoria hay que usarla principalmente los días anteriores al examen para memorizar los esquemas ¡Que ya tendrás hechos!

Ideas para el momento del examen:

- Antes del examen dedica unos minutos a relajarte: respira hondo, cierra los ojos...

- Escucha siempre las indicaciones del profesor, antes y durante el examen. Son importantes.

- Da un vistazo general al examen para organizarte el tiempo.

- Trata de pensar en qué quiere el profe que contestes. Con qué idea puso esa pregunta.

- Responde primero las preguntas más fáciles o que mejor te sabes.

- Pon una marca en las dudosas. No dediques mucho tiempo a una pregunta que se resista. Pasa a la siguiente y ya volverás.

- Leer muy bien la pregunta hasta comprenderla del todo. Puede que tengas que leerla varias veces.

- Contesta solo lo que se pide.

- Pregunta al profe las dudas, pero sin abusar.

- En las preguntas de V/F o test, fíjate bien en los adverbios: Normalmente, siempre, a veces, nunca, alguna vez...

- En las preguntas de tema reserva unos minutos para hacer un esquema o comienza la pregunta estructurando el tema.

- Antes de entregar revisa: la ortografía (sustituye las palabras dudosas), las operaciones, la redacción ¿Hay preguntas sin contestar?... Mira el reverso del examen.

- Cuida la limpieza, la letra y la presentación. Es importante que te entiendan.

- Toma nota cuando se corrija en clase. Copia las preguntas en tu cuaderno si puedes.

- Puede ser buena idea preguntar a alumnos de otros años, qué tipo de examen hace el profesor.

- Si tienes mala letra no dudes en hacer abundantes ejercicios de caligrafía. Aunque te parezca de niño pequeño. Peor es suspender porque no te entienden.

- Si tienes faltas de ortografía pide consejo a tu profesor de lengua. O consulta un manual de ortografía. Pon remedio urgentemente.

- Nunca duermas menos de 6 horas antes de un examen. Te irá mal.

- Procura llevar todo el material necesario para el examen. Incluso de repuesto.

OTROS MÉTODOS DE ESTUDIO

Este ha sido el método de estudio del profesor Raúl Martínez, pero hay otros más que pueden complementarlo y servirnos de ayuda. Los analizaremos a continuación:

Aunque no hay un método perfecto de estudio, ni tampoco alguno que sea tan eficaz que nos garantice el éxito, lo más importante es el sistema que opere sobre la lectura (sus diversas formas) o el entendimiento de lo que se desea saber. Hay también otros factores decisivos sobre la retención (memorización, asimilación, principalmente) de lo aprehendido y sobre la traslación práctica y aplicación de lo visto.

1. En una primera etapa se multiplican las formas para analizar, pues los diferentes sistemas suelen contener recursos válidos, por lo que una mezcla de ellos dará buen resultado. De esta manera, con la mente abierta a cualquier sugerencia, se provocarán nuevos entendimientos y conceptos, originales, creativos y, a su vez, generadores de otros relacionados con los primeros.

2. En la retención se busca que los análisis efectuados en la primera queden fijados para trabajar en la operación siguiente. Hay muchos métodos de retención efectiva y casi todos tienen que ver con la relación que se hace entre elementos que participan en el conjunto del aprendizaje. Hay quien emplea analogías,

símiles o referencias mucho más fáciles de recordar, aunque el procedimiento es complejo y solamente sirve para textos cortos.

3. La tercera etapa es la aplicación, precisamente la parte que consolidará lo memorizado. Por ello los ejemplos prácticos son el mejor sistema para que una materia nunca se nos olvide. Indudablemente depende de las dos etapas de estudio anteriores.

Si se dispone de tiempo y fuerzas, es interesante escribir uno mismo la lección, sin escatimar una línea, pues este refuerzo físico no solamente es la prueba de nuestro entendimiento, sino un refuerzo más para la memoria. La mano tarda más que la mente en transcribir lo que hay en el libro, y eso supone un refuerzo para la memoria.

PAUTAS PARA APRENDER A ESTUDIAR

Hay millones de estudiantes que han cambiado sus hábitos y han mejorado su destreza de estudio. Si estás deseoso de trabajar duro y conseguir ayuda cuando en verdad la necesitas, también puedes obtenerla. Ahora puedes convertirte en un gran estudiante y disfrutar de todos los beneficios que van con el éxito.

Este estudio está hecho para ayudarte. Yo sé que muchas personas les dicen a los estudiantes que el secreto está en trabajar más duro y en "hincar los codos", pero muy pocas dicen exactamente cómo hacerlo. Este estudio está para mostrar cómo se hace.

El autor de este sistema ha querido divulgarlo desinteresadamente por todo el mundo, ¿Por qué lo ha hecho? ¿Por qué tomarse esa molestia? Bien, él explica que en la escuela secundaria apenas conseguía pasar del aprobado y con frecuencia llegaba al suspenso. Solamente una persona que haya estado en esa situación sabe lo que se siente. Despreciado por sus compañeros, olvidado por sus profesores, y criticado y castigado por sus padres, es difícil para un joven poder ser feliz. La tensión que le ocasionaba ese continuado desprecio le impedía concentrarse adecuadamente en sus estudios, y eso aumentaba aún más los suspensos... y los problemas. Nadie parece querer a los perdedores en nuestra competitiva sociedad, y alrededor de los triunfadores siempre hay cariño, aplausos, dinero y amor.

Con el tiempo logró ingresar en la universidad y allí, en solitario, comenzó a diseñar lo que él consideraba las bases maestras de un sistema novedoso de estudio, precisamente para personas que nunca habían conseguido destacar en ninguna materia. Era consciente de lo que podía suponer en su vida un sobresaliente y estaba dispuesto a luchar por ello, aunque su mayor interés consistía en ayudar a otros jóvenes con el mismo problema.

Aunque no queramos reconocerlo, los sentimientos positivos que se reciben por el éxito académico compensarán todo el esfuerzo anterior. Personalmente, yo nunca he conseguido mejorar mis habilidades de estudio hasta que no dejé de hincar los codos y buscar nuevos métodos.

Este método ya ha dado la vuelta al mundo de manera altruista y espero que te sirva a ti lo mismo que a su creador.

1: EL USO DE FLASHCARDS

Flashcards no es solamente un sistema para emplear en la escuela elemental y pueden ayudar a cualquier estudiante del nivel que sea, pues son simplemente una gran manera de memorizar el material.

Todo lo que necesitas saber y memorizar se pone en un lado de la tarjeta y en el otro lado se escriben las preguntas con respecto a esa información. Por ejemplo, si estás aprendiendo un vocabulario para saber las definiciones de las palabras, en un lado escribes la palabra y en el otro la definición. De esta manera puedes examinarte y ver si sabes el buen significado.

También, recomiendo usar tres montones de tarjetas. Cuando te estés examinando pondrás disponer cada tarjeta en grupos de tres. Si sabes la respuesta sin ninguna vacilación la dejarás en un montón concreto que, lógicamente, tendrá que aumentar de tamaño. Si lo recuerdas con un poco de vacilación entonces la pondrás en otro montón, y si no puedes recordar nada la dejarás en el tercer montón que espero se encuentre siempre casi vacío. Cada cierto tiempo volverás a pasar el mismo examen hasta que consigas que solamente existan tarjetas en el montón de los aprobados. A propósito, deberás seguir trabajando con este tema escogido hasta que no exista ninguna tarjeta en el montón "malo".

Por último, me gustaría recomendar que los estudiantes miren las tarjetas más de una vez al día. Una de las claves de la memorización es repasarlas tantas veces como sea posible. Es aconsejable hacerlo una vez por la mañana, una vez al mediodía, y una vez por la noche. Estos flashcards realmente deben ayudar y no deben ser difíciles de componer. ¿Por qué no empiezas a usarlos hoy?

2: LISTA DE PRÓXIMOS EVENTOS Y ASIGNACIONES

Esta es una gran manera de tener a la vista qué trabajo hay que hacer y cuándo ha de ser entregado. Muchos estudiantes consiguen calificaciones más bajas simplemente porque se olvidan del trabajo que deben hacer. No permitas que te pase a ti.

Yo recomiendo colocar la lista en un lugar que se vea todo el día más de una vez. Por ejemplo, puedes colocarla en su refrigerador, en la puerta de la alcoba, o en una zona de paso. Ésta también es una gran manera para que los miembros de la familia y amigos ayuden a los estudiantes a recordar su trabajo.

La otra ventaja de organizar tu trabajo es que puedes tener más tiempo para trabajar en proyectos y prepararte para los exámenes. Por favor, no esperes hasta la noche anterior. Una lista programada te ayudará a planear los días y tener el tiempo que necesitas para leer.

Todos lo que necesitas es una hoja de papel en blanco con líneas que separen los días. Bajo cada día de la semana se escribe la tarea, pruebas, examen y los proyectos. Bastante simple pero muy efectivo. ¿Por qué no te das la oportunidad para recordar un trabajo importante?

3: EL ESTUDIO EN GRUPOS

El aspecto fundamental de esto es que habrá otras personas allí para explicar cosas que tú no puedes entender. Incluso con un buen maestro y un buen libro de texto habrá partes del material a las que no encuentres sentido ¡esto es lógico! No te sienta mal por esto. Es comprensible.

Uno de los pasos más difíciles para comenzar a ser un buen estudiante consiste en ser humilde y honrado con las cosas que no se entienden. Hay tantas personas allí, en el instituto, que se duda en decir simplemente cuando las cosas no tienen sentido. Sin embargo, una vez que se admite que es necesaria alguna ayuda, un mundo entero se abrirá para ti, un nuevo mundo de calidades más altas.

Lo bueno de estudiar en grupo es que puedes pedirles a los otros miembros del grupo que te expliquen las cosas que no entiendas. También, puedes discutir ideas y conceptos con otros miembros, del mismo modo que otras personas pueden ser muy útiles identificando las ideas más importantes que se tratan en la clase.

Una advertencia:

Si estudias con un grupo y consigues muy poco provecho, no estudies con ellos otra vez. Tienes que tener mucho cuidado con tu precioso tiempo. Necesitas buscar y hallar buenos compañeros de estudio que no te hagan perder el tiempo y el dinero también. Una ventaja es que conoces a tus compañeros de clase y puedes escoger a los que serán tus amigos.

4: LIBROS DE AYUDA

Una cosa que debe hacer como buen estudiante es admitir cuando no entiende lo que ha estudiado. Muchos estudiantes pretenden entender cosas y solamente terminan acaparando errores. Para que esto no le ocurra, es bueno no entender y es bueno conseguir un poco de ayuda.

En estas circunstancias es cuando se hace necesario buscar otro texto y ayudarse con otros libros fuera de la clase. De esta manera podrá ver si la explicación en su libro de texto no tiene sentido y debe buscar una explicación mayor y diferente. De hecho, puede probar en otros tres o cuatro libros buscando una explicación que tenga mejor sentido.

Sobre todo, el resto, no se precipite. Si un libro no es adecuado, guárdelo en un lugar oscuro. Cualquier librería o biblioteca tendrán muchos y buenos libros académicos, y el texto que le proporcionen seguramente le resolverá cualquier duda que esté estudiando. No se olvide tampoco de aprovechar las grandes ventajas de Internet, pues con un poco de paciencia seguro que encuentra ese dato extraviado.

5: CONSIGA ALGUIEN QUE LE EXPLIQUE LOS CONCEPTOS

Creo que el aspecto más importante de la enseñanza está en darle una explicación al estudiante que tenga sentido. De hecho, se puede definir la enseñanza como el acto de explicar una idea o un concepto a otra persona de manera tal que tenga sentido para ella. Básicamente, si alguien está diciéndole algo que no tiene sentido, consiga otra explicación.

Muchas personas cometen el error de creer que si no entienden lo que están diciéndoles es porque son tontos, sordos, lentos o, simplemente, torpes. No es verdad y debe quedar bien claro. En otras palabras, si usted no entiende, no piense que hay algo malo en su cabeza. Lo que necesita es probar con alguna explicación diferente, simplemente.

No obstante, no crea que todo el mundo puede llegara a ser un premio Nobel simplemente encontrando un buen profesor, pues las cosas no son tan sencillas. Lo que estoy diciendo es que incluso las personas con bajo nivel académico pueden conseguir éxito en sus estudios si encuentran a alguien que sepa explicarles las cosas una y otra vez hasta que tengan sentido. También, hay que tener presente que la falta de comprensión puede venir de una carencia de interés o habilidad en esa materia.

Hay que calibrar si las personas que no entienden una idea es simplemente por falta de cualidades intelectuales o por una mala explicación. Si la materia a estudiar no le gusta o no la entiende, es inútil seguir adelante. Por ejemplo, es muy difícil de entender el tema 10 de matemáticas si antes se dejó de entender muchas ideas en los temas 8 y 9.

Las buenas noticias son que usted puede hacer un buen trabajo en la escuela si recibe estas explicaciones de alguien. La parte más difícil es encontrar a un profesor que pueda servir para todos los alumnos. Mi recomendación es que, mientras pueda, trate de encontrar alguien que pueda sentarse con usted y realmente le explique las cosas bien. Maestros recomendados, tutores, padres, miembros familiares, amigos, ayudas on-line, y muchos otros grupos y organizaciones que están allí, posiblemente le ayudarán. Simplemente no abandone al primer fracaso, pues la única manera de que realmente fracase en la escuela es abandonando.

6: TOME NOTAS MIENTRAS USTED LEE

Muchas personas cometen el error de esperar hasta leer un libro para tomar cualquier nota. De hecho, estas personas no toman ningún apunte. El consejo es que hay que detenerse cada una o dos páginas y tomarse un tiempo para escribir alguna nota. Después de ello hay que hacerse un autoexamen de la siguiente manera:

Cuestión A: Intento contestar alguna pregunta

Cuestión B: ¿Cuáles fueron los puntos más importantes?

Cuestión C: ¿Entendí bien todo lo que leí?

Cuestión D: ¿Si yo fuera el maestro haría esta pregunta?

Estas preguntas son un buen principio. Esta es una manera excelente de recordar más de lo que leyó y empezar a prepararse para esas pruebas o examen de una forma correcta. ¿Por qué no empieza hoy?

7: NO ESPERAR HASTA LA NOCHE ANTES DE UN EXAMEN PARA EMPEZAR A ESTUDIAR

Este es uno de los errores más comunes y yo no deseo que tenga una vida de estudiante difícil. Todos saben que para hacer bien unas pruebas se necesita recordar mucho material y también entender los conceptos. Si espera mucho tiempo, le pasarán dos cosas malas:

- Primero, no tendrá bastante tiempo para memorizar todos los temas.
- Segundo, no tendrá bastante tiempo para conseguir ayuda en los conceptos que no entienda.

Ningún actor le diría que espere hasta la noche antes de una actuación para comenzar a memorizar las líneas. Esta verdad es la misma para todas las profesiones. Se tardan días, si no semanas, para memorizar el material.

En cuanto a conseguir ayuda le puede llevar algún tiempo. Una vez ha identificado las partes del material que no entiende, entonces necesitará encontrar a alguien o algo para explicárselo. Si va a preguntar a su maestro necesita preparar una cita, si va a comprar un libro de ayuda necesita ir a una tienda. Todas estas cosas llevan su tiempo, pero si espera demasiado es entonces cuando hace imposible esta ayuda.

De hoy en adelante, simplemente dése cuatro o cinco días para prepararse para un test. Será mucho más fácil.

8: VUELVA A ESCRIBIR LAS NOTAS

Una buena manera de empezar memorizando el material para un examen es realizar su clase y después leer las notas que haya recopilado. La repetición de estas notas le ayuda a memorizar el material, además, este acto de escribir de nuevo las notas le ayuda a descubrir los puntos para identificar los problemas más importantes y conceptos.

También, el acto de volver a escribir las notas le ayuda a limpiar y simplificar las notas que tiene tomadas. Los estudiantes se ponen a menudo a escribir rápidamente para agregar material que no es necesario.

Ahora recuerde, que cuanto más menudo repase el material más fácil es recordarlo. Le recomendaría volver a escribir por lo menos dos veces las notas; tres o cuatro veces si tiene bastante tiempo. Cuantas más veces lo lleve a cabo mejor.

9: DIGA LAS COSAS CON SUS PROPIAS PALABRAS

De esta manera memoriza el material a un tiempo. Si solamente pusiera lo que el maestro dice que es correcto avanzará menos si añade algo de su propio archivo, por lo que está permitido añadir sus propias palabras que le ayuden a comprender el texto.

10: ESCRIBA NOTAS CON POCAS PALABRAS

Necesita intentar participar y escuchar en el coloquio habitual de su clase. Puede probar escribiendo frases incompletas, los temas generales, o incluso mirar las notas que han escrito sus compañeros de clase. Si emplea cada segundo de clase para escribir sus notas, le será muy difícil poner atención. La meta es equilibrar el tomar unos apuntes aquí y allí mientras va prestando atención y siguiendo la clase.
No se preocupe si necesita tiempo para mejorar sus notas y saber escribir solamente lo esencial. Esto requiere experiencia y puede tardar unos meses acostumbrarse a ello. Una manera de mejorar es comparar los apuntes que ha tomado con las notas de otro buen estudiante.

La última meta es ser capaz de escribir solamente los puntos importantes y leerlos detenidamente. Ésta es una habilidad importante y con el tiempo la mejorará y sabrá escoger entre lo bueno y lo menos importante de la conferencia. Tenga en cuenta que los profesores son maestros en la retórica, pues normalmente les gusta hablar y ser escuchados, así que entresaque las palabras básicas. Simplemente siga recordando que cada tiempo de práctica aprende de sus errores, y esto dicen que es de sabios. Despacio, pero sin pausas, puede hacerse un gran captador de anotaciones.

11: ORGANIZA TU TIEMPO

Uno de los problemas mayores de los estudiantes ocupados está en saber utilizar su tiempo. Los estudiantes no lo planean a menudo demasiado bien y pasan fuera un tiempo vital para el estudio antes de las pruebas. Ésta es una tarea difícil porque les exige que cambien su estilo de vida, pero una de las mejores cosas que una persona puede hacer es mejorar su vida académica.

Por favor, no espere volverse organizado de repente, pues es un proceso muy largo y difícil, pero todos tenemos que empezar alguna vez. El primer paso que recomiendo es sentarse con un pedazo de papel y deducir qué hacer en cada tiempo. Debe ser muy honrado en este proceso y no legar trabajos. Una vez que sepa dónde está empleando su tiempo, es cuando debe pensar sobre cómo su organización puede cambiar para mejorarlo. Tiene que decidir qué hora puede quitar de algunas cosas menos importantes para dedicarlas más tiempo al estudio.

Sé que los estudiantes tienen todas las clases al margen de su instituto como algo menos importante. Suelen ser fieles a su asistencia diaria a los lugares de estudio, pero muy poco serios cuando se trata de sus estudios particulares en casa. El asunto es que la prioridad de estudiar no tiene lugar y lo importante es lograr asimilar las materias. La gran noticia es que si empieza dándose más tiempo entonces sus habilidades de estudio empezará a mejorar enseguida.

12: ORGANIZA LOS PAPELES

No pierdas más papeles. Es frecuente que los estudiantes que han perdido papeles importantes, notas, y pruebas, haya sido porque los pegan en sus libros o simplemente los tiran en sus cajones. Puede llevar unos minutos extras tener cuidado, pero creo que es necesario poner sus papeles en las carpetas y organizarlos por temas.

Sé que ésta puede ser una tarea difícil, pero intento enseñar a los estudiantes que están intentando salvar sus estudios y hay que ser conscientes de que es muy doloroso y frustrante perder tiempo buscando papeles importantes que estarán pegados en sitios imposibles de recordar. Éste simplemente es un buen hábito que los estudiantes deben intentar. Por favor, no crea tampoco que perder un papel importante supone el fin del mundo, pues todos tenemos ese problema frecuentemente, pero tiene que probar a organizarse ahora de un modo más consistente.

13: REPITE EL MATERIAL PARA MEMORIZARLO

Ningún actor recomendaría esperar hasta la noche antes de una actuación para empezar a memorizar sus líneas, así como ningún estudiante debe esperar hasta la noche antes de un examen para memorizar el material. Yo recomiendo empezar una semana por lo menos antes del test y trabajar con el material cada día y por lo menos tres veces cada día. Una vez por la mañana, una vez durante el día, y una vez a la noche. Estas no tienen porqué ser sesiones de estudio largas, pero este método dará 21 oportunidades a su cerebro para recordar el material en lugar de sólo una oportunidad empollando la noche anterior.

¿Qué deben memorizar los estudiantes? Ésta es una pregunta difícil de contestar, ya que, desgraciadamente, es técnicamente imposible dar unas pautas para todo el material. En la mayoría de los casos los puntos mayores dados son los únicos que los estudiantes deben memorizar. De nuevo, ésta es una habilidad difícil de dominar pero que mejorará con el tiempo. Recomiendo pasarse tiempo con el instructor, u otros estudiantes, intentando averiguar cuáles son los puntos más importantes.

14: CUANDO UN PROYECTO SE VUELVE COMPLEJO

Bien, si su maestro echa una mirada a un proyecto y pone alguna recomendación en él, no siempre conseguirá su aprobación, pero ayudará en parte. Todo lo que tiene que hacer son preguntas. Algunos maestros estarían más contentos si el resto de sus alumnos les consultaran cuando tienen problemas, aunque nunca le darán por escrito las respuestas. Si se acostumbra a preguntar posiblemente le sugieran que busque un profesor particular, pues ellos también tienen su vida privada. No sólo quieren ayudar a los alumnos, sino que esperan que las mejoras en el estudio sea un trabajo para ellos, no para los maestros y los padres. Acostúmbrese a buscar quien le pueda ayudar, pero no les presione.
Su maestro también le pedirá que se esfuerce y que se organice, pues necesita terminar sus estudios en la fecha fijada de antemano, por lo que al menos tendrá que contar con la colaboración de su maestro

avisándole tres o cuatro días antes. Después necesita volver a escribir su trabajo. Lógicamente, todo esto es muy laborioso, pero en ocasiones las técnicas más fáciles son también las más efectivas. Puede llevar un tiempo largo convertirse en un graduado con buenas calidades.

15: APRENDA DE SUS ERRORES

Ésta es una buena idea. Hay personas que ni siquiera saben dónde se han equivocado, aunque miren la prueba mil veces. Miran lo que han escrito y no saben lo que deberían haber escrito. Para ser un buen estudiante necesita aprender de sus errores y mejorar su experiencia. Cuando usted comete errores, o hace preguntas equivocadas, necesita algo de tiempo para asegurarse de lo que hizo mal para que no repita esos muy mismos errores la próxima vez.
Se quedaría asombrado de cuántos estudiantes tienen los mismos errores de escritura una y otra vez. Esto es debido a que no se han tomado el tiempo y esfuerzo necesario para identificar las partes débiles de su trabajo. Una vez que deduzca lo que está haciendo mal, es entonces cuando puede arreglar lo que necesita ser arreglado. Por favor, recuerde que todo esto le llevará tiempo y que necesitará ayuda para hacerlo. Le recomiendo que enseñe el trabajo que ha hecho al maestro u otro experto, para que así le indiquen las áreas que debe mejorar. Éste no es un proceso fácil, pero si aprende de cada uno y cada proyecto que tenga, mejorará sus habilidades y ganará tiempo.

Otra ventaja es que está aprendiendo qué técnicas de estudio están funcionando para usted. Cada uno de nosotros es ligeramente diferente y todos aprendemos de nuestros propios errores. Así, algunas de las técnicas que ahora le describo funcionarán muy bien, mientras otras no. Por eso, si se acostumbra a repasar sus exámenes para identificar los errores, le será de una gran ayuda. Después de unos meses tendrá una idea bastante buena de cómo hacerse entender. Si averigua cuáles son los fallos es probable que encontrará las respuestas, ya sea estudiando de nuevo o, simplemente, razonando. Simplemente no huya, no abandone y no se desmoralice. Siga intentándolo varias veces hasta que encuentre lo correcto.

16: HABLE CON SU MAESTRO ANTES DE LOS EXÁMENES

Lo crea o no, la mayoría de los maestros quieren ver a sus estudiantes hacer lo mejor. Personalmente he hablado mucho con mis maestros durante unos minutos antes o después de clase. Simplemente tiene que decirles que está deseoso de trabajar duro y realmente le gustaría obtener buenas calificaciones en esta clase. Después pídales cualquier sugerencia o áreas que le ayude a estudiar. La mayoría del tiempo el maestro estará deseoso de serle útil y le señalará áreas muy específicas que necesita mejorar.

Después de todo, ¿quién sabe mejor que la persona que realmente prepara los tests? No puedo decirle con seguridad cuánto le ayudará su maestro, y ni siquiera si querrá hacerlo, pero es seguro que merece la pena intentarlo. Seguramente mejorará en la impresión que el maestro tiene de usted. Por favor, recuerde que lo que el maestro piensa de sus alumnos puede tener un impacto grande en sus calificaciones, sea directamente o indirectamente. Emplee dos minutos de su vida para averiguar cuánto puede ayudar su maestro.

17: PREMIO A SU DURO TRABAJO

Yo aprendí sobre esto en clase de Psicología y he puesto mis conocimientos en mi trabajo. Básicamente, si hace lo que debe e intenta superarse, sin descuidar nunca sus estudios, encontrará también una gran satisfacción en el trabajo.

Tampoco le quiero decir que si hace correctamente los deberes todo le saldrá bien en la vida, pues las cosas no siempre salen según nuestros deseos o sacrificio. Lo único que pretendo es motivarle para que se esfuerce un poco más, en la esperanza de que recogerá su premio. También es un buen sentimiento para alcanzar una meta en la vida una vez que haya salido de la escuela o la universidad.

Si le gusta algo específico de la televisión puede grabarlo en vídeo y verlo en una hora que no le perjudique en sus estudios, todo con tal que no interrumpa su programa de trabajo. Si le gusta comer en solitario entonces espere a hacerlo cuando haya finalizado sus deberes.

Si pusiera en su mente los centenares de pequeños premios y satisfacciones que encontrará en la vida por haberse esforzado en estudiar antes, seguro que le motivarán lo suficiente. Esto puede sonar como un motivo bastante pequeño, pero se sorprenderá de lo que esas cosas pequeñas pueden significar. Puede empezar hoy proponiendo un premio pequeño y premiándose simplemente por empezar este sistema.

18: LAS CLASES EXTRAÑAS Y LAS SITUACIONES IMPOSIBLES

Aunque nuestro maestro sea correcto, no todos son únicos. Usualmente suelen ser comedidos, pero en ocasiones sus propios problemas les hacen estallar y crear situaciones muy desagradables. Respetar y hasta dignificar la figura del maestro está bien, pero no idolatrarle y creer que toda su vida se reduce a la escuela. Todos sabemos de casos en los cuales algunos maestros les dicen a sus alumnos que son tontos y realmente emplean con maldad su posición para humillar a los más torpes o débiles.

Hay también algunos maestros que gradúan según lo bien que le caigan sus alumnos, y es por eso que todavía sigue vigente la adulación y los regalos a los profesores. También sabemos de casos en los cuales la mayor dedicación es para los más inteligentes o hábiles, pues con ellos la clase, y el profesor, ganan prestigio. Es como si en un equipo de fútbol solamente se prestara atención a los líderes. Creemos que precisamente los más torpes requieren de más atención y cuidados, aunque sus notas sean desastrosas y no aporten medallas al maestro.

Si hay ocasiones en las cuales es necesario cambiar a un alumno de sitio, de clase y hasta de colegio, también debería contemplarse con la misma seriedad la de prescindir de los servicios de un mal profesor. Sin embargo, esta medida solamente se lleva a cabo en circunstancias de malos tratos físicos o por conducta sexual incorrecta. La falta de eficacia profesional y psicológica es un factor tan importante como las demás, posiblemente la más incisiva, pero no conocemos casos de que se haya analizado la labor de un profesor en función del número de suspensos en su clase.

Algunos padres y administradores consideran que el alumno siempre es el culpable, y viceversa, por lo que sería necesario adoptar una posición equilibrada cuando las cosas no vayan bien, no estableciendo a priori culpabilidades. Yo aconsejaría que se analizasen objetivamente los hechos, sin prejuicios. También, que se sometiera una vigilancia discreta por parte de otros profesores y algún alumno, evaluándose las conclusiones posteriormente en presencia de los afectados, maestro y alumno. Del mismo modo que hay alumnos que han llevado muy mal sus cursos por enfrentamientos con su instructor e incluso han tenido que abandonar sus clases, existen muchos profesores para quienes impartir clases se convierte en una tortura psicológica.

Hoy en día se denuncia todo y por todo, y los maestros no están libres de ello, estando sometidos frecuentemente a una presión emocional que les amarga sus vidas, casi siempre sin culpa. La agresividad de los alumnos ha aumentado tanto como la de sus padres, y se escuchan demandas para que exista una igualdad de derechos y no se convierta al profesor en un chivo expiatorio. Ni todos los alumnos son personas equilibradas y pacíficas, ni los profesores tienen hoy el sentido de la autoridad de antaño.

Antes eran frecuentes en las universidades huelgas y manifestaciones, esencialmente por motivos políticos o ideológicos, pero ahora esto se extiende a los institutos y a la enseñanza secundaria y primaria. Los profesores no solamente han perdido autoridad, sino que son objeto frecuente de atentados contra ellos o sus bienes, teniendo que soportar pintadas e insultos personales.

Esta situación ha perjudicado a todos, pues el mal alumno no tendrá detrás de él nadie que le presione o le obligue a estudiar, convirtiéndose en poco tiempo en un problema para sus propios compañeros de clase. Si un estudiante necesita ser cambiado de clase debe hacerse cuanto antes por el bien de todos y no se debe permitir que por cuestiones políticas e imposiciones se malogre toda una clase en beneficio de una sola persona.

CONSEJOS MUY IMPORTANTES

INVESTIGUE SOBRE SU CLASE ANTES DE EMPEZAR

Siempre asombra de cómo los estudiantes se sorprenden cuando tienen que asistir a una clase horrible con un profesor horrible. Lo que tiene que hacer es averiguar las características de esa clase antes de incluirse en ella. Posiblemente sus circunstancias le impidan elegir otra opción, pero al menos sabrá lo que hay allí y podrá protegerse. Es más, si el ambiente está enrarecido podrá intentar acercarse a los compañeros que se muestren más respetuosos, e incluso tratará de hablar con el profesor en privado. Ya sabe que los bravucones lo son solamente en grupo, por lo que una conversación en solitario evitará posiblemente su hostilidad.

¿El maestro habla bien? ¿Actúa con justicia? ¿Los estudiantes tienen tanta calidad como su maestro? Estas son algunas preguntas fundamentales que deben contestarse ante de que los estudiantes pongan un pie en la clase. No se debe inscribir a un niño en un colegio sin antes informarse de sus peculiaridades.

Un buen estudiante empezará trabajando con eficacia incluso antes de que suene el timbre de entrada a su clase. Por eso, investigue fuera de las clases y vea cómo se relacionan los maestros y los alumnos, cómo son los grupos que se crean y si existen actividades extraescolares adecuadas. Su hijo va a pasar en el colegio más horas diurnas que en su casa, así que hay que otorgarlas la importancia que realmente tienen.

ESCUELAS DE VERANO

Sé que no es el mejor sitio para pasar las vacaciones de verano. Bien, pero hay que decidirse entre esto o repetir el curso, lo que indudablemente dura más y hace más daño psicológico. No obstante, y aunque parezca algo horrible, el desaliento dura apenas un par de días, justo el tiempo necesario para que el estudiante haga nuevos amigos, todos inmersos con el mismo problema. Ya sabemos que mal de muchos consuelos de tontos, o las desgracias compartidas son menos desgracia, así que elija el refrán que más le guste.

¿Sabe de dónde viene la idea del descanso en verano? Era para que los niños pudieran ayudar a sus familias con la recogida de la cosecha y no para vagabundear tres meses sin hacer prácticamente nada. El problema de no hacer nada académico durante tres meses enteros es que las materias se olvidan y hasta se pierde el hábito de estudiar. Comprendo que se necesite un descanso, pero un trabajador solamente dispone de un mes al año y no por ello es menos feliz. Además, en verano siempre hay menos clases y se lleva muy bien. De esta manera conseguirá su descanso y persistirá en sus habilidades de estudio al mismo tiempo. Si puede permitirse el lujo de hacerlo (cuesta bastante dinero) una escuela de verano es una gran inversión.

LEA MÁS

Ésta es una de las primeras cosas que busco en los estudiantes. Busco la habilidad y el deseo de leer. No todas las personas son buenas en ello. De hecho, la única manera de alcanzar experiencia es practicar mucho, pero intento que el hábito de leer sea una actividad divertida y que los estudiantes realmente estén motivados a ello sin presiones. Ésta no es una tarea fácil.

Si observa, se dará cuenta que los estudiantes se sienten obligados a que lean cosas, cuando realmente desearían hacer otras cosas que suponen más agradables. El lado oscuro de esto es que si no se les motiva o presiona para que lean, posiblemente muchos de ellos que podrían disfrutar con la lectura nunca lo lleguen a saber. Una gran idea para los estudiantes de todas las edades es conseguir un libro que no tenga nada que ver con sus clases, de un tema diferente y que les parezca interesante, y que dediquen unos minutos al día en su lectura.

Las ventajas de la lectura son imprevisibles. Para escribir bien generalmente hay que practicar la escritura, pero también leer lo de otras personas que lo hacen mejor. Si nunca ha leído los trabajos de otros escritores es más difícil que pueda llegar a escribir bien. Una vez que ha leído muchos buenos libros, las oportunidades de que su propio material sea correcto son muchas.

La otra ventaja es la gramática y el lenguaje, el vocabulario, que indudablemente mejorará mucho. Si ha escuchado a una persona deletreando correctamente se dará cuenta de lo mal que lo hacemos la mayoría. Cuando usted desordena la gramática de una frase parecerá normal para los incultos, pero cómico para los entendidos. No puedo decirle cuánto le puede ayudar leer, mucho pero seguro que será mucho.

Las noticias mejores son aquellas que se pueden leer con rapidez y comodidad. Esto significa que la lectura que se exigirá hacer en la escuela no será tan dolorosa ni complicada como parece. Además, ahí fuera hay una oferta de libros con las aventuras más fantásticas e historias de la vida. ¿Por qué no se entretiene mientras mejorando sus habilidades de estudio?

PONGA EL DESPERTADOR UNOS MINUTOS ANTES

Hay palabras que nunca desearíamos oír, y no me refiero ahora a que nos digan que tenemos un cáncer irreversible. En la vida, todos nosotros a veces debemos hacer lo imposible. Esta técnica trabaja bien porque nos proporciona algún tiempo para todo, incluido para el estudio y evita que permanezcamos en casa sin hacer nada. Cuando no tenga ninguna otra opción que hacer es el momento de tomar una decisión.

Por eso ahora le sugiero que ponga el despertador unos minutos antes de lo habitual. Seguramente pensará que ya le cuesta demasiado levantarse a tan temprana hora como para adelantarlo aún más. Cree que no conseguirá despertarse y si lo hace, será incapaz de estudiar. Esto no es cierto, salvo que siga insistiendo en acostarse de madrugada. Por la noche, o por la tarde, hay toda clase de distracciones y razones para no estudiar, pero de madrugada nada nos frena.

Ahora que está considerando ya irse a la cama temprano, posiblemente se considere un ser extraño al darse cuenta que la mayoría de las personas hacen lo contrario. Todo es cuestión de hábito, pero las buenas noticias son que quien más madruga mejor estudia, aunque el refrán nos diga eso de: "A quien madruga, Dios le ayuda". Debe recordar que nunca dije que todo esto iba a ser fácil, pues simplemente he dicho que estas técnicas funcionarán si tiene la fuerza y convicción para usarlas. Pues como realmente puede hacerlo, ponga temprano su alarma.

MEJORA LOS PRINCIPIOS

Éste puede ser uno de los puntos más difíciles. Necesitamos tener presente qué académicos están como si dispusieran solamente de una escalera de mano y simplemente no pueden alcanzar la cima por falta de longitud. Éste es un problema fundamental que enfrenta a muchos estudiantes. Las buenas noticias son que una actitud positiva es una manera eficaz para conseguir buenos resultados en cualquier estudiante, y las malas que esto involucrará trabajar más duro y mejor.

No sería honesto si les asegurase a los estudiantes que todo esto va a ser fácil. Algunas personas dicen que estudiar es fácil y que se pueden conseguir sobresalientes solamente siguiendo un método sencillo y cómodo. La verdad es que el mundo de libros es uno de los más difíciles, pues supone un desafío y en ocasiones no se recogen los premios. Así, debemos ser realistas y declarar que si no recuerda artículos de aritmética básicos la matemática avanzada no tendrá mucho sentido. Esto es la razón por la cual gasto una porción de mi tiempo con cada estudiante que busca estos agujeros en sus recuerdos.

Los editores publican todo tipos de libros para toda calidad de niveles y una manera de ver sus propias debilidades es ir por estos libros, tomar apuntes y razonar sobre ellos. Ésta es una buena valoración de lo que ahora desconoce. Una vez que se ha identificado como alumno entonces puede dedicarse a aprender cosas y luego buscar alguien a quien enseñar. Debe saber que también se aprende mucho siendo maestro. Una vez que ha asimilado las técnicas y fundamentos, es el mejor momento de memorizarlos.

Bien, esto puede no ser muy divertido. Sin embargo, tampoco es una diversión clavar los codos una y otra vez porque no se entiende la gramática básica.

REVISE PARA VER LO QUE SE HA OLVIDADO

Las buenas noticias son que está haciendo bien sus pruebas, las malas noticias son que tiene pruebas mayores que esperan para seguir adelante y que antes debe recordar las cosas pequeñas de todos los tests. Bien, tengo una cura para ello. En una base regular debe examinar todos los conceptos mayores cubiertos a lo largo del tema. A propósito, esta técnica trabaja mejor para los cursos más avanzados y el vocabulario.

La mayoría de las personas cometen el error de memorizar material para una prueba y no tocan el material hasta unos días antes del test final. Están convencidos de que así los recuerdos serán más frescos y llegarán con mayor facilidad a su memoria. Piense con más claridad y razone. ¿Acaso no recuerda con claridad las personas o lugares que significaron algo en su vida pasada? ¿No son los pequeños detalles cotidianos los que con mayor facilidad se olvidan?

Una manera simple de realizar esta etapa es coger las preguntas de la lección que ya ha conseguido superar con éxito y agregarla a cualquier examen semanal. Obviamente el trabajo será más largo y más pesado, pero tenga presente que una vez ha memorizado el material será muy rápido y fácil contestar a otras preguntas.

Así se hace el trabajo. Hay que repasar el material frecuentemente muchos días antes, pues entrarán a formar parte de esa zona de la memoria que es casi imposible de borrar.

PARA APRENDER IDIOMAS EXTRANJEROS EMPIECE CON LOS LIBROS PARA NIÑOS

Sé que esto puede parecer un poco embarazoso a la hora de comprarlos, pero así es el trabajo. Si piensa sobre eso, si está intentando aprender algo complicado como un idioma, debe comenzar por cosas muy sencillas. También, puede emplear cómics o incluso cursos de vídeo con dibujos animados, pues todo quedará grabado con facilidad en su mente. Recuerde, el cómic más interesante es aquel que pueda ser recordado con facilidad. Vaya a su librería local, biblioteca, o librería de Internet hoy y encuentre algo como lo que le estoy diciendo si verdaderamente quiere aprender un idioma. Además, muchas de las historias son interesantes y cualquier cómic resulta entretenido.

PRACTICAR ES LA MEJOR SOLUCIÓN

Para hablar bien un idioma extranjero debe usarlo tanto como le sea posible.

Sería importante hablarlo en una escena no-académica con alguien que le corregirá el discurso incorrecto. Por supuesto, unas vacaciones en el lugar de origen, aunque sea durante un mes, proporcionan resultados extraordinarios en poco tiempo.

DE UN GIRO A TODA LA TAREA

Sí, esto parece un contrasentido, pero se sorprendería de cuántos estudiantes se pierden los puntos fáciles que la tarea puede traer.

Indudablemente la tarea necesita convertirse en una prioridad. Desgraciadamente, realizar esta tarea puede significar que no puede ir al cine o salir fuera con amigos en las noches que habitualmente lo hace. Sé que parece malo, pero en verdad recogerá su fruto a largo plazo. También, tenga presente que deberá prescindir de parte de su vida social mientras esté preparando sus estudios.

Una pareja a su lado le motivará mucho más que si no la tiene, además de ayudarle a memorizar, a tomar las lecciones, a repasarlas y, simplemente a acompañarle en su esfuerzo. Recuerde, cuanto más a menudo estudie su material, con mayor probabilidad lo recordará. Cuando esté realizando su tarea tenga en cuenta que debe elaborar o disponer de los adecuados test que le autoevaluarán su trabajo. También, es una gran oportunidad para identificar las porciones de la materia que no ha entendido. Indudablemente esta tarea tan pesada no es muy divertida, pero es un paso necesario en el cambio para ser un excelente estudiante.

USE SU TIEMPO CON VENTAJA

Muchos estudiantes se pasan demasiado tiempo en clasificar su trabajo, para tenerlo todo ordenado y a mano. Algunas personas gastan hasta cuatro horas en preparar el día, pues su intención es intentar y encontrar una manera de hacer esas horas útiles y productivas. Tengo un par de técnicas que puede probar para mejorar esto:

> 1- Elaborar flahscard que le ayuden a memorizar.

> 2- Si suele conducir puede grabar sus lecciones en casete y escucharlas durante los viajes. Estas cintas pueden incluir sus notas y los términos que usted tiene que memorizar.

Otra técnica similar le servirá cuando esté viajando con varios compañeros, pues así podrá discutir con ellos las lecciones. Puede hablar del material que será utilizado simplemente. Sé que mirar por la ventana o escuchar música es más agradable, pero esto no le ayudará en sus estudios.

ESTUDIE LA REPUESTA ANTES DE EMPEZAR CON EL PROBLEMA

En varios problemas de los que se enfrentará encontrará que es una idea buena tener una idea general de la respuesta, aún cuando no sea tan clara como le exigirían en un examen. De este mantra, al menos sabrá si su trabajo está bien enfocado o no. Por ejemplo, si un problema habla aproximadamente de cuántas horas invierte un avión de reacción para cruzar América, podría pensar que quizá sean unas cinco a diez horas. Si termina con una respuesta de unas 300 horas, no solamente se dará cuenta que se ha equivocado, sino de que no ha entendido la lección.

Cuantas más preguntas se haga, o le hagan, sobre un tema, más seguro se sentirá sobre su capacidad. Ésta es una buena manera de averiguar sus errores y de modificar sus estudios. Siempre les digo a los estudiantes que todos nosotros cometemos errores y la manera de conseguir no repetirlos es admitirlos, pues no hay más sabio que quien aprende de sus errores.

ESTUDIA EN UN ESPACIO CALLADO Y CÓMODO

Hay una buena razón para utilizar las bibliotecas. Cuando nosotros tenemos toda clase de distracciones, sabemos que nuestro tiempo de estudio no será muy efectivo. Muchas personas dicen que ellos pueden elaborar su tarea fácilmente incluso con la TV delante, lo mismo que hablando con los amigos por teléfono o en persona. Esto puede ser, pero ellos están perdiéndose un aspecto muy importante de estudiar: retener. Es decir, hacer las tareas no basta, pues también se necesita recordar el material y las técnicas para sus tests. Cuando usted se concentra más y estudia sin distracciones, su memoria se pone mucho mejor.

Por eso, ahora que está decidido a estudiar sin distracción tiene que encontrar algún lugar silencioso. Esto puede ser bastante difícil en determinadas circunstancias, pero debe buscar un lugar idóneo, aunque sea en la bañera. Siempre hay un sitio en el cual existe algo de silencio, al menos el necesario.

Puede hacerlo en casa de sus padres, con un amigo, o en un lugar que su maestro disponga para estos casos. Puede intentar ir por la tarde a alguna biblioteca de barrio o acondicionando un lugar de su casa. No puedo decirle la solución exacta a su situación, pero insisto en que si encuentra una sala silenciosa su tiempo empleado en el estudio será más efectivo.

DUERMA Y COMA BIEN

Hay muchos estudios científicos -así como el sentido común- que le dirán que los estudiantes necesitan estar bien alimentados y bien descansados. Debe procurar concentrarse para mantener la mente fuera de otras cosas. Si tiene hambre estará pensando en comida y posiblemente de mal humor. Si está cansado su mente se preguntará cuándo podrá dormir y será más difícil recordar la materia que esté estudiando.
No voy a sentarme aquí y decirle exactamente cuánto tiene que dormir para conseguir estar fuerte, ni cómo debe comer, pero es seguro que la mayoría de las personas necesitan ocho horas de sueño y comer diariamente un cuenco lleno de miel en el desayuno. Si tiene algunas dudas, más adelante le mencionaré algunas vitaminas que le serán de ayuda para sus estudios.

Estar sin sueño y con los problemas al margen, es una gran idea para controlar el tiempo, pues solamente hay 24 horas en un día. Por eso, si quiere distraerse limítese a los fines de semana. Así es la vida y no siempre es fácil. Mirando su horario puede ver qué necesidades va a tener. Espero que pueda encontrar una manera de buscar el tiempo que necesita y que considere que sus estudios no son una competición con nadie, ni algo que hace para agradar a profesores, parejas o padres. A veces tiene que ser fuerte y hacer grandes opciones, pero seguro que puede hacerlo.

ENTIENDA CÓMO SON DE IMPORTANTES SUS HÁBITOS.

La señal de un buen estudiante son los buenos hábitos. De hecho, incluso con la mejor de las intenciones y un gran estudiante, se quedará corto si no tiene buenos hábitos y solamente busca estudiar mucho. No necesita estar completamente despierto toda la noche, pero puede empezar hoy. Es muy fácil el proceso de, en lugar de encender el TV cuando llega a casa, coger un libro. En lugar de mirar su programa favorito de TV durante la semana grábelos y véalos en el fin de semana. En lugar de esperar hasta la noche para salir, escoja siempre un día concreto, no más. En lugar de pretender entender algo, sea honrado y pida ayuda. Todo ello es la base de su trabajo, pero sólo si lo hace bien, pues regular de vez en cuando no es bastante.

Las grandes noticias son que hacer estas cosas es más fácil. Por eso no se abrume si las primeras semanas son ásperas, pues con el tiempo aliviará su pena. Simplemente pruébelo y verá por sí mismo. Si toma una determinación para entrar en estos buenos hábitos es porque puede llevarlos a cabo.

INFORME DE LA CALIFICACIÓN INJUSTA A SUS PARIENTES PRINCIPALES

Como tutor también oigo todas las historias de horror. Tengo que ser justo aquí y decir que la inmensa mayoría de los maestros hacen un gran trabajo y gradúan con justicia, pero hay situaciones que son simplemente equivocadas. Por diferentes razones hay algunos casos donde los estudiantes están mal considerados por motivos injustos o extraños. En estos casos intento primero tratar con el profesor/administrador involucrado, pero si no obtengo ninguna solución no debo admitir que la situación se perpetúe. La última alternativa es salir de la clase.

Habitualmente, si un estudiante consigue solamente suspensos pueden empezar a odiar la escuela, lo que no es difícil de entender. Puesto que la mayoría de las personas estarían de acuerdo en que ese odio perjudica solamente al alumno, la solución solamente tiene dos caminos: seguir en la escuela hablando con los tutores, o marcharse. Indudablemente, hay ocasiones en las cuales un cambio de lugar soluciona casi todos los problemas. Los padres no deben tomar ninguna decisión rápida, sin antes averiguar con profundidad dónde está el problema. Una escuela privada casi siempre funciona mejor que una pública, especialmente porque se valora el mucho dinero que cuesta. Casi nadie concede importancia a aquello que nos dan gratis, y eso se extiende a la escuela. Para mí, la escuela tiene tanta importancia en la vida de una persona que movería montañas para sacar a un estudiante de una situación mala.

NO PERMITA QUE LAS FRUSTRACIONES LE HAGAN ABANDONAR

La única manera que pienso que un estudiante puede fallar totalmente es por problemas emotivos, más que intelectuales. Por eso es importante conseguir que los alumnos se encuentren a gusto, relajados y, en lo posible, felices en su escuela. Por muchos problemas que tenga, seguro que puede mejorar su vida para conseguir realizar sus estudios con eficacia.

Hay que descubrir las propias habilidades y eso puede llevar unos años y mucho trabajo, pero se puede. Siempre debo recordar a los estudiantes que si sus habilidades básicas están fallando hay que remontarse a las primeras lecciones y aprender de nuevo antes de seguir con las ideas más avanzadas. Esto puede parecer un retroceso, pero no lo es. La explicación es que las primeras lecciones son sencillas, pero frecuentemente se olvidan conceptos imprescindibles para las siguientes. Al repasarlas se vuelven a recordar de manera fácil estos conceptos, no hay tanta tensión intelectual al ser de fácil entendimiento, y paulatinamente lograremos entrar de nuevo en las materias más complejas.

Los estudiantes que repiten curso están disgustados solamente en el plano psíquico, pues sus amigos ya no están a su lado y tienen cierta sensación de inferioridad. Esto les dura unos días, los justos antes de que se den cuenta que saben las materias mejor que sus nuevos compañeros y tienen la suficiente experiencia con los profesores para no estar intimidados. Con el tiempo, y si perseveran, terminan consiguiendo mejores resultados que los otros.
Mi recomendación es que es mejor retroceder a tiempo que seguir en una marcha que no se adapta a nuestras necesidades.

APRENDA A TOCAR UN INSTRUMENTO MUSICAL

Muchos de los estudiantes más inteligentes tocan alguna clase de instrumento y creo que esto proporciona un estado mental muy satisfactorio para el estudio de las otras materias. En primer lugar, se aprende a que dominar un instrumento es una labor lenta que lleva muchos años. Pero no solamente es la práctica lo que nos hace ser unos expertos, sino la motivación y el deseo de serlo. Estas personas tocan casi todos los días de su vida su instrumento, algo que luego se puede extrapolar a los libros. Esta idea de la perseverancia es tan importante que sin ella no parece que sea posible conseguir algo importante.

LEA UN LIBRO POR DIVERSIÓN

Generalmente, leer es la clave para convertirse en un gran estudiante. Si ha leído desde pequeño, sus habilidades ya están forjadas. Su familiaridad con la ortografía correcta y la gramática le ayudarán inmensamente en sus exámenes, además de aportarle un conocimiento general de todas las materias.

El truco aquí es saber cómo leer. Siempre les digo a los estudiantes que busquen un libro que realmente les interese, aunque no pertenezca a la literatura más aplaudida. Usted no debe presumir de leer a los clásicos si se aburre con ellos, pues existe literatura de historia, música, deportes, o cualquier otra que le puede servir casi por igual. Le puedo asegurar que leer libros le proporcionará tantas satisfacciones profesionales y emocionales que ya nunca prescindirá de ello. La lectura debe ser un hábito tan importante en su vida como los estudios y las diversiones.

Leer representa un hobby para muchas personas, aunque para otros es casi un castigo. Algunas de las mayores historias de la Humanidad están esperándole que las lea, lo mismo que los relatos más apasionantes y fantásticos. No hay nadie a quien no le guste leer, y el problema estriba en encontrar lo que a uno le gusta, aunque sea un libro de cocina o sexualidad. Cuando un niño odia leer la culpa puede estar en sus padres, quienes posiblemente nunca le pusieron en sus manos el libro que le gustaba realmente. No desprecie ninguna clase de literatura, por estúpida que le pueda parecer, pues siempre nos aporta algo positivo.

Realmente es una diversión interesante y gratificante encontrar un libro que nos guste.

INVOLÚCRESE EN ACTIVIDADES FUERA DEL AULA

Hay una buena razón para lograr un ambiente agradable en las universidades y, del mismo modo, fuera de clase. La mezcla de ambas cosas proporciona un equilibrio y también aporta experiencias que pueden ayudarlo en la clase. Es bueno hacer deportes o servicios a la comunidad. Después de todo, un estudiante puede quemarse fuera si estudian el día entero sin realizar algún cambio en sus vidas.

Los estudiantes aprenden toda clase de habilidades en las actividades no-académicas, entre ellas la relación con las personas, habilidades de comunicación y otras aptitudes. Hay muchas formas de organizar el tiempo libre sin que resulte abrumador y tedioso. Además, los padres siempre son curiosos sobre cómo gastan sus hijos el tiempo libre. Cualquier cosa es buena, como ayudas para limpiar el jardín o el reloj.

No se olvide de mirar el tablón de anuncios de su universidad, pues siempre hay alguno que ofrece trabajo o distracciones adecuadas. ¿Por qué no hace algo interesante y ayuda a rellenar el currículo vitae de las personas? Créalo o no hay cosas fuera del recinto universitario que son algo más que simples diversiones o cuatro horas de TV cada noche. Consiga salir de allí y vea sobre lo que estoy hablando.

NO CAIGA EN LA TRAMPA DE "COMPRAR COSAS BUENAS"

Quiero decir que en la vida a menudo debemos elegir. Una opción tentadora es gastar más en "diversión" que en cosas como ropa y utensilios. Como buen estudiante tiene que controlar estas tentaciones y pensar en la escuela como un valor prioritario muy alto que exige sacrificios en ocasiones financieros. Los costos de la universidad suben y todos nosotros debemos permitirnos el lujo de la educación, lo que implica trabajo extra. Tenga en cuenta que en la medida en que posea más estudios así podrá acceder a un buen puesto de trabajo mañana, pues las mejores oportunidades son para la gente preparada.

COMPRENDA QUE EL TRABAJO HARÁ PASAR RÁPIDAMENTE EL TIEMPO

Esto puede ser duro de creer pero como dice el viejo refrán: "Si quieres saber algo pregunta a una persona ocupada y te dirá la verdad." De hecho, cuando se trabaja duro las horas pasan rápidas. También, suelo mostrar a los estudiantes que cuando sus habilidades de estudio mejoran hay un momento en el cual sienten un gran goce por ello y se les pasa rápidamente el tiempo. Créalo o no, cuando trabaja más duro es cuando el tiempo es más aprovechable. Esto funciona bien como motivación en aquellos estudiantes que están intentando romper sus viejos hábitos y reemplazarlos por otros únicos y mejores. Empiece hoy y tenga presente que mejorará con tiempo y práctica.

MIRE DENTRO DE USTED Y ENCUENTRE LO QUE ODIA DE LA ESCUELA

Para ser un gran estudiante la mayoría insiste en que es muy importante que guste la escuela. Cuando yo oigo decir "¡odio la escuela!", intento averiguar porqué. Sin sentimientos positivos hacia la escuela es difícil, si no imposible, convertirse en un gran estudiante.

He visto una lista entera de cosas que causan problemas: falta de amigos, compañeros malos, maestros malos, falta de sueño, falta de comida, falta de ayuda académica o falta de cosas divertidas para compensar el trabajo duro. Hay una larga lista de razones ajenas al estudiante que le pueden ocasionar la pérdida de interés por sus estudios, aunque la mayoría tienen alguna sencilla solución, con o sin ayuda.

Una ventaja grande del modo en que ahora se lleva una escuela es que allí suelen existir los consejeros o tutores que se les paga para que ayuden a resolver problemas como estos. Si presenta en una reunión una lista de problemas identificados, las sesiones probablemente serían más productivas. Así que siéntese con un pedazo de papel hoy y recuerde que hay que ser honrado y justo en las quejas y peticiones.

HAGA UNA PARADA PARA REFLEXIONAR

Hable sobre los malos hábitos, pues le ayudará a librarse ellos. La parte esencial para mejorar sus habilidades de estudio es romper con las malas costumbres y ponerse en el buen camino. Sé que puede llevar mucho esfuerzo y que sus amigos pueden pensar que es un empollón que no sabe vivir la vida, pero usted necesita tener presente sus propios intereses.

Si la escuela y todas las cosas positivas que vienen con éxito son importantes para usted, tendrá que hacer algunas elecciones. Después de todo, ¿piensa que la mayoría de la gente con trabajos fantásticos emplea todo su tiempo libre en jugar?

APRENDA A RESPONDER

Si no tiene la respuesta seleccionada, empiece por eliminar las respuestas que sabe ciertamente que son falsas.

Esto aumentará drásticamente sus oportunidades de escoger la respuesta correcta.

NO SE ABRUME AL PRINCIPIO DE LA PRUEBA

Un error común es creer demasiado pronto en una prueba que no se sabe la respuesta y ponerse tan frustrado que el resto del examen queda perjudicado por ese estado negativo de su mente. Puede ser un concepto difícil de dominar, pero todos debemos esforzarnos por mantener la cabeza fresca a lo largo de una prueba. Tampoco nos pongamos demasiado entusiasmados cuando conseguimos respuestas correctas o demasiado disgustados cuando no sabemos otras.

Hay muchos estudiantes que odian los test. Éste es un gran problema y hay que preguntarse porqué. Le diría que cuando sus habilidades de estudio mejoran, también lo hace la puntuación de las pruebas. Cuando sus notas comiencen tímidamente a subir, mejorará también su odio hacia los exámenes. También, cuando llegamos a memorizar material y elaborar respuestas prácticas, nuestras pruebas reales serán mejores pues todo es más familiar cada vez y estaremos menos nerviosos.

COMPRUEBE SIEMPRE LAS RESPUESTAS

Asegúrese siempre que ha contestado la pregunta específica que le han hecho. Esto es especialmente importante en pruebas regularizadas. Algunos test tienen truco y efectuarán una posible pregunta que está equivocada porque desean saber la solución exacta. En cambio, la respuesta truco se referirá a uno de los pasos que debe tomar para conseguir la respuesta apropiada. Muchos estudiantes no perciben estos trucos y esto es porque solamente han memorizado las lecciones, pero no han tratado de entenderlas. Hay que leer detenidamente la pregunta antes de dar la respuesta final, pues posiblemente el dato esté escondido en nuestra mente. Evite estos errores comunes y mejorará los resultados. Una vez que sepa las trampas más habituales le será más fácil evitarlas.

COMPLEMENTOS DIETÉTICOS PARA EL ESTUDIO

Ya hemos dicho que una mente poderosa tiene que ir acompañada de un cuerpo sano, y para ello es necesario algo de ejercicio no competitivo, dormir ocho horas al día, no tomar drogas o alcohol y comer saludablemente. No obstante, una pequeña ayuda natural en forma de hierbas o complementos a la dieta, ayudarán a potenciar nuestras capacidades mentales.

Estas que le sugerimos ahora son totalmente inocuas, pero si tiene dudas consulte a un experto en medicina natural.

NUTRIENTES Y PLANTAS MEDICINALES CON ACCIÓN SOBRE EL CEREBRO

Plantas medicinales

BACOPA MONNIERI

Botánica:
A la planta Bacopa monnieri también se la conoce con el nombre de "Brahmi" o "Nira-brahmi". Los antiguos textos Ayurvédicos la recomiendan para "rejuvenecer el cerebro" y mejorar las propiedades cognitivas de la mente. Los gurúes de las escuelas religiosas de la antigua India administraban Brahmi a sus discípulos

para ayudarlos a memorizar los himnos y textos védicos, y para concentrarse durante la meditación.

Partes usadas:

Hojas y tallos.

Composición:

Alcaloides, saponinas y esteroles. Muchos de sus componentes activos fueron aislados en la India hace 40 años. Desde entonces han sido identificados otros constituyentes, tales como el ácido betúlico, estigmasterol, beta – sitosterol, al igual que numerosos bacosidos y bacosaponinas.

Los componentes responsables de los efectos cognitivos de Bacopa monnieri son los bacósidos A y B, (mezcla cristalina de varias saponinas). De todos estos, los Bacósidos A son los predominantes. Otras saponinas incluyen a los bacósidos A1, bacósidos A3, bacopasaponinas A, B, C, D, E & F. Entre los compuestos minoritarios se pueden nombrar: Alcaloides, herpestina y bramina, flavonoides, luteolina-7-glucósido, glucoronil-7-apigenina y glucoronil-7-luteolina, los cuales son fitoesteroles comunes.

Estudios:

Muchos estudios han demostrado que la hierba tiene un efecto beneficioso sobre la mente y la memoria. También ayuda en el rendimiento cognitivo, la ansiedad y la depresión en las personas mayores.

En un estudio aleatorizado, doble ciego, controlado con placebo durante 12 semanas en pacientes mayores de mayores de 65 años (media 73 años), y sin signos clínicos de demencia, todos recibieron 300 mg / día o una tableta de placebo similar por vía oral. El control de línea de base sobre el déficit cognitivo, incluyó prueba de orientación, memoria, concentración y lenguaje verbal. Los resultados fueron significativos, con el grupo que había recibido Bacopa una mejora importante, mientras que el grupo de placebo no obtuvo cambios. También se encontraron mejoras en la depresión, ansiedad y frecuencia cardiaca.

La dosis se toleró bien con pocos efectos secundarios, principalmente sin malestar estomacal. Este estudio proporciona evidencia adicional de que el extracto de Bacopa monnieri estandarizado tiene potencial para mejorar de forma segura el rendimiento cognitivo en el envejecimiento.

El modo de acción de los efectos protectores en las células cerebrales se debe a los antioxidantes que inhiben el estrés oxidativo neuronal y las actividades inhibidoras de la acetilcolinesterasa.

Diversos estudios han mostrado que el extracto de Bacopa monnieri modula la expresión de algunas enzimas involucradas en la generación de los radicales libres del cerebro.

La potencialización de la neurotransmisión colinérgica a través del uso de Bacopa monnieri trae como resultado el **mejoramiento de las propiedades cognitiva**s del cerebro, tales como: memoria, estabilidad, volumen y agudeza de atención, entre otras.

Usos medicinales:

Los triterpenoides, saponinas y bacósidos contenidos en Bacopa monnieri son las sustancias responsables de estimular la transmisión del impulso neuronal y de reparar las neuronas dañadas. Al potencializar la actividad de varias quinasas, estimulan la síntesis neuronal, mejorando también la neurotransmisión.

Mal de Alzheimer

La característica primaria del Mal de Alzheimer es la pérdida de actividad colinérgica en el hipocampo. Los bacósidos aumentan la actividad antioxidante en esta zona, en la corteza frontal y en el cuerpo estriado o estriatum.

Anti-isquémico

Bacopa monnieri ejerce un potente efecto relajante sobre las arterias pulmonares, la aorta, tráquea y masa muscular; probablemente mediado por la inhibición del flujo intracelular de calcio a través de la membrana celular.

Antiinflamatorio

Existen estudios que determinan que Bacopa monnieri estabiliza las células cebadas in vitro. Posee también acción antiinflamatoria al inhibir la síntesis de las prostaglandinas y estabilizar la membrana lisosomal.

Anticonvulsivo

Aunque Bacopa monnieri siempre ha sido recomendada para el tratamiento de convulsiones, algunos estudios recientes muestran que sólo se logra un efecto significativo mediante el uso de dosis muy altas y durante períodos prolongados. Aún así, los bacósidos pueden ser administrados junto con los fármacos anticonvulsivos para potenciar sus efectos y evitar la polipragmasia y la aplicación de dosis muy altas de algunos fármacos anticonvulsivos potencialmente tóxicos.

Antialérgico

Los bacósidos de Bacopa monnieri estabilizan las membranas de los gránulos heparínicos de las células cebadas y de los granulocitos basófilos circulantes de la sangre, inhibiendo las reacciones atópicas. La habilidad de Bacopa monnieri de estabilizar las membranas es comparable a la del fármaco cromoglicato de sodio.

Anticancerígeno

Algunos trabajos in vitro sugieren un efecto anticancerígeno, debido probablemente a la inhibición de la replicación del ADN en las líneas de las células malignas.

Broncolítico

Estudios en animales han demostrado que los extractos de Bacopa monnieri controlan el bronco espasmo químicamente inducido, posiblemente bloqueando los canales de calcio y estabilizando los gránulos de las células cebadas. Estas propiedades justifican el uso de Bacopa monnieri en el tratamiento del asma bronquial.

Tiroideo-estimulante

Mediante algunos experimentos se descubrió que los extractos de Bacopa monnieri aumentan en 41% las concentraciones de tiroxina, mientras los niveles de T3 no varían, lo cual sugiere que los bacósidos funcionan directamente a nivel de tiroides, estimulando la síntesis y/o liberando T4 sin alterar la conversión de T4 en T3. Estos estudios confirman que la planta ejerce un efecto estimulante sobre la glándula tiroidea. Sin embargo, cabe aclarar que en el estudio las dosis eran muy altas. Las dosis comunes (200–400 mg diariamente) no ejercen un efecto tiroideo estimulante notable, pero es necesario tomarlo en consideración en personas con patologías relacionadas con la tiroides.

Antiestrés

En las últimas décadas se ha reportado amplia información sobre la evidencia de alteraciones moleculares neuroquímicas en el tejido nervioso, endocrino e inmune, causadas por estrés. Se ha hecho énfasis en el papel que cumple el eje "hipotálamo – hipófisis – glándulas suprarrenales" en la respuesta a situaciones psicotraumáticas crónicas y agudas. Aunque los cambios inducidos por estrés tienden a auto limitarse, la exposición prolongada a niveles que sobrepasan el límite de resistencia individual, puede traer como consecuencia condiciones patológicas irreversibles.

En casos de estrés agudo, el pre-tratamiento con Bacopa monnieri redujo significativamente el índice de úlceras, el peso de la glándula adrenal y los niveles de creatinquinasa.

Bacopa monnieri ayuda a atenuar las consecuencias somáticas del estrés y a mejorar la adaptación a situaciones psico y físico traumáticas relevantes.

Interacciones

La Bacopa podría interactuar acumulativamente con medicamentos bloqueadores del calcio y afectar negativamente las enzimas del citocromo P450, así como aumentar las hormonas tiroideas.

Cuando se ingiere de manera concomitante con la fenitoina, la Bacopa podría revertir el deterioro cognitivo producido por esta sustancia.

Según la evidencia:

La Bacopa monnieri puede ser capaz de aumentar la memoria por la enzima triptófano hidroxilasa (TPH2) y el aumento de la expresión del transportador de serotonina (SERT).

La acción se produce en las áreas del cerebro involucradas con la memoria, como el hipocampo y la amígdala basolateral. Estos cambios coinciden con el aumento de la memoria que se ve en los estudios con humanos, donde el uso después de 2 semanas implica la mejora dendrítica como una explicación probable para la mejora de la memoria.

La Bacopa, en personas sanas, ha tenido éxito en afectar beneficiosamente la retención de la información aprendida. Puede ser capaz de aumentar la codificación de la información a corto plazo, mejorando también la velocidad de retención. Con 300 mg al día mejora la memoria, el aprendizaje verbal y la memoria diferida. También es útil en niños de 6-12 años con TDAH, aunque es más eficaz complementándola con hierbas como Melisa, Centella asiática, Ashwagandha y Espirulina.

Parece ser eficaz para reducir los efectos bioquímicos del estrés, asegurando su condición de adaptógeno.

Es efectiva en la reducción de los efectos oxidativos y adversos de los minerales en el cerebro, específicamente sobrecarga de hierro y mercurio, protegiendo del daño neuronal.

Reduce la inflamación neuronal asociada con el envejecimiento durante un período de tres meses, y puede ejercer un efecto neurológico anti-envejecimiento.

Las personas mayores de 65 años experimentaron una disminución de la ansiedad y la depresión en un estudio doble ciego.

Tiene efecto anti-fertilidad posible a través de obstaculizar la función del esperma y el conteo, pero no influye en la testosterona o la libido.

La Bacopa monnieri, es más efectiva junto a la cúrcuma, té verde, ashawagandha, y cardo mariano.

Efectos Secundarios y Contraindicaciones

Reduce la toxicidad de la morfina y de la fenitoína. Además, se ha notado que Bacopa monnieri puede causar un efecto sedativo leve, por lo que es recomendable tener precaución en el uso concomitante de los extractos de Bacopa monnieri con otros fármacos. También hay que tomar en consideración que Bacopa monnieri estimula la actividad de T4, por lo que puede potenciar la acción de los fármacos tiroideo estimulantes y disminuir la acción de los fármacos tiroideo supresantes.

DAMIANA
Turnera diffusa

Usos medicinales:
Estimulante del sistema nervioso y hormonal. Es un reputado afrodisíaco tanto en hombres como en mujeres. Es tónico nervioso, cerebral, aumenta la tensión arterial y mejora la memoria. Es ligeramente expectorante y laxante a dosis altas. Tiene sinergia con el Ginseng en la frigidez e impotencia, y con el romero en el agotamiento.

Otros usos:
Puede sustituir al té común y es desinfectante.

Toxicidad:
No tiene toxicidad.

ELEUTEROCOCO
Eleuterococus senticosus

Usos medicinales:
Estimulante cerebral, muscular y adaptógeno. Se emplea mundialmente como sustituto del Ginseng para las disfunciones sexuales, como **estimulante hormonal y nervioso**, así como para mejorar la prostatitis y el sistema defensivo.

Otros usos:
Tiene un ligero efecto antiinflamatorio, mejora la permeabilidad capilar y se le han encontrado acciones positivas en la diabetes y la hipotensión. Es afrodisíaco moderado en mujeres.

Toxicidad:
No tiene toxicidad. No emplear cuando hay fiebre, en la hipertensión, taquicardias o riesgo de infarto.

GINSENG
Panax quinquefolium

Usos medicinales:

Estimulante nervioso, hormonal y muscular, así como hipoglucemiante ligero, antiespasmódico y afrodisíaco. Es la planta medicinal más utilizada en todo el mundo y de la que todavía no conocemos todas sus propiedades. Se emplea con éxito en los decaimientos, agotamiento nervioso, estrés, **fatiga intelectual, mala memoria** y riego sanguíneo cerebral disminuido. También para corregir los problemas nerviosos y hormonales de la menopausia, para aumentar las defensas inespecíficas, en la disminución prematura de la potencia sexual, como regulador de la presión sanguínea y en las diabetes no estabilizadas.

Otros usos:
No se recomiendan dosis diarias superiores a los dos gramos, aunque se han logrado resultados óptimos en casos de insomnio empleando cinco gramos/día. En el mercado se encuentran preparados adulterados con azúcar y raíces de menos de seis años.

Toxicidad:
A pesar de que no tiene toxicidad, no hay que sobrepasar la dosis de dos gramos diarios.

HIPERICÓN
Hypericum perforatum

Usos medicinales:
Sedante, astringente y vulnerario. Es el mejor antidepresivo natural que existe, sin que tenga efecto excitante. Corrige la ansiedad, la **falta de concentración**, las taquicardias y las neurosis. Mejora las funciones biliares, las varices y las neuralgias.

Otros usos:
Externamente es un remedio natural contra las quemaduras, las heridas, contusiones y llagas. Con las

flores se prepara un delicioso vino medicinal para combatir los decaimientos.

Toxicidad:
Su grado de toxicidad es bajo, aunque puede ser fotosensible. No tomar el sol cuando se emplea tanto por vía interna como externa.

HUPERZIA SERRATA

Cuando nos referimos a Huperzia serrata o Lycopodium serratum hablamos de un helecho rastrero, pues casi nunca llega a alcanzar el medio metro de altura. Original de China, India y el sudeste asiático es de carácter cosmopolita. Su origen geográfico ha dado pie a diversas denominaciones, desde musgo chino a chinese club moss, aunque frecuentemente se le conoce como licopodio.

Composición:
La **huperzina A** es un alcaloide sesquiterpeno natural que se extrae especialmente del helecho chino Huperzia serrata y en cantidades variables en otras especies Huperzia, incluyendo H. elmeri, H. carinat, y H. aqualupian.
Fue aislada por primera vez en 1948 por científicos chinos.

Efectos:
Dicho componente despliega una tarea específica como inhibidor natural de la acetilcolinesterasa, la enzima que se encarga de fragmentar la acetilcolina en sus componentes de base (colina y ácido acético), consiguiendo efectos muy eficaces tanto de tipo **nootrópico** (es decir, a nivel de desarrollo cognitivo) como suplemento dietético.
El efecto inhibidor de la acetilcolinesterasa tiene un mecanismo de acción similar al donepezilo (demencias), rivastigmina (Alzheimer) y galantamina (función cognitiva).

Usos medicinales:
La experiencia adquirida en el presente cuarto de siglo nos permite hablar de una importante incidencia en el proceso de deterioro memorístico característico de personas de edad avanzada afectadas por alguno de estos problemas:
-Olvidos transitorios no acompañados de otras patologías relacionadas con la cognición.

-Demencia vascular (es decir, problemas cognitivos asociados a pequeños accidentes cerebrovasculares como pueden ser microinfartos).
-Enfermedad de Alzheimer.
-Potenciador de la memoria en estudiantes.

Huperzine tiene efectos paliativos en la miastenia gravis, en cuyo tratamiento contribuye a proporcionar energía a las fibras musculares para compensar la característica atonía del proceso autoinmune. También protege a las fibras nerviosas de los daños provocados por gases derivados de alteraciones en la microbiota intestinal.

Tiene atribuidas propiedades terapéuticas como agente diurético, laxante, espasmolítico y protector epitelial. Asimismo, se reconoce su eficacia para combatir catarros, reducir los niveles sanguíneos de ácido úrico, aplacar las reacciones inflamatorias en vías urinarias (como la cistitis, la uretritis y la urolitiasis) y en vías respiratorias (como la bronquitis), además de reducir los edemas en diferentes partes del organismo y el enfisema pulmonar.

La alternativa natural para reforzar la capacidad cognitiva

- Contribuye a aumentar los niveles de acetilcolina disponible en el cerebro.
- Contribuye a mejor la memoria, la concentración y la capacidad de aprendizaje.

En los Estados Unidos la huperzina A se vende como un suplemento dietético para **incrementar la memoria**.

La planta se ha utilizado en China durante siglos para el tratamiento de los trastornos de inflamación, fiebre y sanguíneos. Los ensayos clínicos en China han demostrado ser eficaces en el tratamiento de la enfermedad de Alzheimer y la demencia senil.

Efectos secundarios:
Se han detallado las diferentes situaciones patológicas en las cuales existe una clara contraindicación en el consumo de Huperzia. Personas que sufren asma, EPOC (enfermedad pulmonar obstructiva crónica) o enfisema, alguna enfermedad cardiovascular, obstrucción intestinal o urogenital, úlcera gastroduodenal o convulsiones epilépticas no asociadas al uso de Huperzia.
Igualmente, y como no se dispone de pruebas en embarazadas, debe evitarse.

Interacciones
Con donepezilo, la rivastigmina o la galantamina no se aconseja combinar la prescripción de ambos tipos de sustancias, fármaco y huperzina A, ya que se corre un serio riesgo de aparición de efectos secundarios graves.

ROMERO
Rosmarinus officinalis

Usos medicinales:
Carminativo, hipertensor, colagogo, antirreumático. Una extraordinaria planta comparable al popular Ginseng y que se emplea en decaimientos, hipotensión insuficiencia biliar, amenorrea y espasmos digestivos. **Mejora la memoria**, estimula el sistema nervioso y tiene efectos contra el exceso de colesterol.
Otros usos:

Externamente es un buen remedio contra la calvicie, las heridas y la dermatitis seborreica. Es antiparasitario, antineurálgico y antirreumático local.

Toxicidad:
No tiene toxicidad. No emplear la esencia en prostatitis o embarazo.

TOMILLO
Thymus vulgaris

Usos medicinales:
Es el mejor antibiótico natural disponible. Es estimulante, balsámico, carminativo. Eficaz en infecciones de vías respiratorias, especialmente amigdalitis, enfisema, bronquitis y tos irritativa. Insuficiencia biliar, digestiones lentas, gases intestinales, parásitos y falta de apetito. **Estimulante nervioso y cerebral**, cansancio. Externamente para curar infecciones de piel, vaginitis, estomatitis y contra la caída del cabello.

Otros usos:
Es el antibiótico de elección en la homeopatía, reforzando incluso el sistema inmunitario e impidiendo las recidivas.

Toxicidad:
No tiene toxicidad.

GUARANÁ
Paullinia cupana

Botánica:
Planta trepadora que crece endémica en la cuenca amazónica norteña.

Partes utilizadas:
La goma o pasta de guaraná se obtiene de las semillas, desprovistas de tegumento y habitualmente tostadas y pulverizadas

Composición:
C cafeína, teobromina, taninos, saponósidos, aceite esencial, derivados alquilfenoles, estragol y anetol.

Usos medicinales:
Es un estimulante del sistema nervioso central por su contenido en cafeína. La cafeína se une a los receptores cerebrales adenosínicos, aumentando el estado de vigilia, y tiene un efecto ergogénico (aumenta la capacidad de realizar esfuerzo físico). Produce estimulación cardiaca, vasodilatación periférica y vasoconstricción a nivel craneal, por lo que se ha sugerido su empleo como antimigrañoso. Estimula la musculatura esquelética y el centro de la respiración. Además, aumenta la secreción ácida gástrica y la diuresis.

Por todo ello, el guaraná mejora el estado físico, **la memoria**, es hipoglucémico, antioxidante y antiagregante plaquetario.

Otros usos:
Frecuentemente se asocia a otras drogas como coadyuvante en regímenes de adelgazamiento.

Toxicidad:
La propia de la cafeína.

HIERBA DE CABRA ARRECHA
Epimedium sagittatum -Horny goat leed

Botánica:
Conocida también como Yin Yang Huo, fue descrita por primera vez en los antiguos textos medicinales chinos clásicos, y hoy tiene un lugar importante en la medicina china tradicional y está ganando popularidad en todo el mundo.

Horny Goat Weed es una planta de hoja verde que crece en altitudes altas.

Partes utilizadas:
Las hojas

Composición:
Las hojas de la planta contienen una variedad de flavonoides (chrysoeriol quercetina, icariin, apigenina, kaempferol y luteolina), polisacáridos, esteroles y un alcaloide llamado magnaflorine. El ingrediente activo es icariin. Se trata de un componente que eleva los niveles de óxido nítrico y relaja el músculo liso aumentando la presión sanguínea del pene.

Usos medicinales:
La planta ha sido empleada para restablecer la libido sexual, mejorar la función eréctil, aliviar la fatiga y las molestias menopáusicas.

Se sabe que aumentan el óxido nítrico, que fundamentalmente aumenta el flujo de sangre a las extremidades. El Icariin también inhibe la actividad de la PDE-5, que es el mismo principio que emplea la Viagra. Mediante la inhibición de la PDE-5 se pueden lograr y mantener mejores erecciones.

Debido a la capacidad de aumentar el óxido nítrico e inhibir el PDE-5, se le considera ahora como una versión natural de citrato de sildenafil. Se suele mezclar con Maca, arginina, Tríbulus terrestres, catuaba y tongkat ali.

Otros usos:
También se le atribuye la propiedad de estimular los osteoblastos, lo que le hace indicado para mejorar la osteoporosis, además de poseer un efecto antiinflamatorio inespecífico. Mejora la insuficiencia renal crónica, y posee un efecto inmunoestimulante. En un estudio, se investigó el efecto terapéutico en pacientes de hemodiálisis, a los cuales mejoró la calidad de vida, aumentando la actividad de los monocitos

Otros usos comunes incluyen el tratamiento de la fiebre del heno (junto con jengibre, regaliz y ortiga verde), aterosclerosis, problemas de hígado, bronquitis, hepatitis, **pérdida de memoria**, presión arterial alta, y enfermedades cardíacas asociadas con el envejecimiento.

MELENA DE LEÓN
Hericium erinaceus

Se trata de un hongo poco común, aunque es considerado una exquisitez en la cocina. El cuerpo fructífero parece la melena de un león, por ello recibe ese mismo nombre. Fue descubierto por primera vez en América del Norte.

Botánica:
Se desarrolla preferiblemente sobre castaños, robles, hayas o nogales muy viejos pero aún vivos y crece sobre el tronco a una altura de 3-4 metros.

Composición:
Treitol, ácido palmítico.
D-arabinitol.
Hericinonas y Erinacinas

Usos medicinales:
Demencia
Estimula las células nerviosas de los animales.
Mejora la capacidad cognitiva.
Para el tratamiento de parálisis provocadas por las lesiones medulares, enfermedades psicosomáticas como la esquizofrenia o las neuromotoras como el Parkinson, y sin excluir los problemas derivados de la prematura senilidad de las neuronas cerebrales como el caso del Alzheimer.
Inflamaciones gástricas
Pancreatitis
Enfermedad de Crohn

Hemorroides

Cáncer

Los cánceres tratables incluyen los intestinales y pancreáticos y los de estómago, así como el cáncer de esófago. También se ha logrado reducir significativamente los efectos secundarios asociados con la quimioterapia.

Osteoporosis

Obesidad

Infecciones. Fortalece la inmunidad de la persona y promueve la salud corporal global.

RHODIOLA
Rhodiola rosea

Usos medicinales:
Adaptógeno, anti-envejecimiento, anti-cáncer, anti-depresivo, anti-mutagénico, antioxidante, cardioprotector.

Usos medicinales:
La Rhodiola rosea es una hierba especial que tiene una historia amplia y variada de usos. Se cree que fortalece el sistema nervioso, combate la depresión, mejora la inmunidad, eleva la capacidad para hacer ejercicio, **mejora la memoria**, ayuda a la reducción de peso, aumenta la función sexual y mejora la libido.

Es adaptógeno y protector frente al estrés (neuronal, cardio, hepato).

- cardioprotector
- antioxidante
- estimulación del sistema nervioso central incluidas funciones cognitivas como **la atención**, la memoria y **el aprendizaje.**
- efecto anti fatiga
- efecto antidepresivo y ansiolítico
- normalizador de la actividad endocrina
- aumento de la esperanza de vida.

Toxicidad:
Baja.

VINCAPERVINCA
Vinca minor

Botánica:
De la familia de las Apocináceas, esta planta herbácea, de tallos erectos y flores de color azul violeta, tiene hojas opuestas y frutos ovales rellenos de semillas duras. Se encuentra en los bosques y lugares frescos.

Recolección:
Florece entre abril y mayo.

Parte utilizadas
Se emplean las hojas.

Composición:
Carotenos, tanino, vincina y vincósido. La raíz, vincamina, isovincamina y vincaminina.

Usos medicinales:
Vasodilatador cerebral, hipotensora y protector vascular, en especial para los problemas de circulación cerebral, mejorando incluso la función de los pequeños vasos sanguíneos. Hipertensión moderada, arteriosclerosis, **pérdida de la memoria**, acúfenos, vértigos y fragilidad capilar. Tiene sinergia con el Ginkgo Biloba y el Espino blanco.

Otros usos:
Estimula la menstruación.

Toxicidad:
Su grado toxicidad es bajo. Contraindicado en tumores cerebrales.

OTROS ELEMENTOS

ACETIL L-CARNITINA

La Acetil L-Carnitina es una amina sintetizada en el cerebro, hígado y riñones a partir de los aminoácidos esenciales lisina y metionina, además de, ácido ascórbico, niacina, hierro y piridoxina, siendo su forma activa la L-Carnitina. En el organismo está distribuida entre el retículo sarcoplasmático de las células del tejido muscular cardíaco en el que hay un metabolismo muscular intenso y en la musculatura esquelética.

Propiedades
Se trata de un éster de la carnitina que presenta ciertas características y propiedades distintas en comparación a la L-carnitina, como son:
Mejor permeabilidad en las membranas del organismo:
Presenta una mayor biodisponibilidad que la L-Carnitina. Destaca sus buenas propiedades cognitivas y su capacidad para **mejorar las funciones cerebrales**, ayudando a prevenir problemas neurológicos y mejorando la memoria.
Ayuda a mejorar el rendimiento durante un entrenamiento:
Disminuye la sensación de fatiga y ayuda a prevenir los calambres musculares. Además, proporciona mayores niveles de energía, al optimizar la utilización de la glucosa como energía por el organismo.
Ambas sustancias son muy conocidas en los deportes de todas las disciplinas, al presentar funciones muy a tener en cuenta a la hora de realizar una actividad física y ayudar a mantenerse saludables. Por ello, resulta muy interesante ingerirla mediante suplementación.

Beneficios de la Carnitina y Acetil L-Carnitina

- **Transporte de ácidos grasos hacia el interior de la mitocondria:** Tras el proceso de lipólisis, en el cual los lípidos se transforman en ácidos grasos y glicerol, facilitando su uso como fuente de energía por el organismo. La L-carnitina favorece la entrada de ácidos grasos de cadena larga en la mitocondria. Ya que los ácidos grasos al llegar al citoplasma, se unen a una molécula de coenzima A (acil-coA), que es impermeable a la membrana mitocondrial. Es necesaria su unión con la carnitina para formar un complejo permeable (acil-carnitina) a partir de la enzima carnitina palmitoil transferasa I y poder acceder al interior de la mitocondria. Una vez se encuentra en el interior, se destruye este complejo y el grupo acil se une a la coenzima A mitocondrial mediante la enzima carnitina palmitoil transferasa II, regenerando la molécula de acil-coA que llega a la matriz oxidándose y formando acetil-CoA a partir del ciclo de Krebs.

- **Aumenta la disponibilidad de sustratos encargados de producir energía en el organismo,** proporcionando mayores niveles de energía y vitalidad durante los entrenamientos.
- **Mejora la sensibilidad a la insulina y presenta una acción protectora frente a neuropatías en personas diabéticas:** Facilitando la regeneración de las fibras nerviosas.
- **Propiedades favorables sobre la prevención de problemas cardiovasculares** al aumentar la oxidación mitocondrial de ácidos grasos en el corazón, disminuyendo el daño en el tejido miocárdico (Lagioia et al., 1992).
- **Efectos favorables sobre pacientes con enfermedades renales** que por motivo del tratamiento, suelen tener bajos niveles de carnitina.

DMAE

El Dimetilaminoetanol, dimetiletanolamina, deanol o DMAE, es un compuesto orgánico líquido y transparente de color amarillo pálido claro. En estado natural se encuentra en peces como las anchoas y las sardinas. Durante años se ha recetado como medicamento por su efecto orexígeno y estimulante.

El Dimetilaminoetanol se relaciona con la colina y puede ser un precursor bioquímico para el neurotransmisor acetilcolina, aunque no hay datos concluyentes. Otros estudios lo relacionan con **mejoras en la atención** y el aprendizaje, mejoras en la coordinación motriz y la resistencia a la fatiga muscular. Está oficialmente indicado para la astenia psíquica y psicogénica, trastornos de la memoria, atención y vigilancia, apatía y depresión consecutiva al uso de tranquilizantes y sedantes.
Se cree que el dimetilaminoetanol se metila para producir colina en el cerebro. Se sabe que el dimetilaminoetanol se transforma en el hígado en colina, sin embargo la molécula de colina está cargada y no puede traspasar la barrera hematoencefálica.
El DMAE (2-dimetilaminoetanol) es un químico que ha sido usado para tratar un conjunto de enfermedades que afectan el cerebro y el sistema nervioso central. Al igual que otros tratamientos semejantes, se piensa que funciona incrementando la producción del neurotransmisor acetilcolina, aunque esto no ha sido demostrado.

Se emplea en:
Trastorno por déficit de atención
Enfermedad de Alzheimer, Disquinesia tardía y Corea de Huntington.

El DMAE se vende en farmacias y tiendas de alimentos para la salud, así como en Internet, como un suplemento nutricional.

Las dosis recomendadas por el fabricante y las usadas en los estudios clínicos varían entre 400 y 1,800 mg diariamente.

Evidencia preliminar sugiere que el DMAE podría ser útil para el trastorno de déficit de atención por hiperactividad (ADHD).

Más ampliamente comercializado hoy como **potenciador de la memoria** y del humor, se dice que el DMAE mejora el funcionamiento intelectual, aunque faltan estudios concluyentes. La base para tales afirmaciones probablemente surge de su capacidad de incrementar los niveles del neurotransmisor acetilcolina

ADHD (trastorno de déficit de atención por hiperactividad)

Existe alguna evidencia de que DMAE pueda ser útil para **ADHD**, de acuerdo a los estudios realizados en los años de 1970. Dos de dichos estudios fueron reportados en un artículo de estudio sobre cincuenta niños de 6 a 12 años de edad que habían sido diagnosticados con hiperquinesia (su diagnóstico sería probablemente como ADHD) participaron en un estudio doble ciego comparando DMAE con un placebo. Las evaluaciones revelaron mejorías de puntuaciones de pruebas estadísticamente significativas en el grupo de tratamiento comparado con el grupo de placebo.

Otro estudio doble ciego comparó DMAE tanto con metilfenidato (Ritalin) como con un placebo en 74 niños descritos como teniendo "discapacidades de aprendizaje" no especificadas y se encontró mejoría significativa.

Enfermedad de alzheimer

La mayoría de las personas mayores de 40 años de edad experimentan alguna pérdida de memoria, pero la enfermedad de Alzheimer es mucho más seria, llevando a deterioro mental grave (demencia) en los ancianos. La examinación microscópica muestra que en las áreas del cerebro involucradas en los procesos mayores del pensamiento, las células nerviosas han muerto y desaparecido, particularmente las células que liberan acetilcolina. Los medicamentos tales como tacrina y danazol y los suplementos tal como Huperzia A se usan para la enfermedad de Alzheimer basados en su capacidad para incrementar los niveles de acetilcolina. Ya que también se piensa que DMAE incrementa la acetilcolina, se han realizado pruebas para analizar su efectividad para el mismo propósito.

Los investigadores notaron mejorías en los síntomas de depresión.

Disquinesia tardía

Disquinesia tardía (TD) es un efecto secundario potencialmente permanente de los medicamentos usados para controlar la esquizofrenia. Esta complicación consiste en movimientos molestos e incontrolables (disquinesias), particularmente en la cara.

Algunos estudios abiertos parecían sugerir que DMAE podría ser útil para este propósito, pero no siempre. No obstante, también es posible que algunos individuos particulares respondan bien a DMAE.

Corea de Huntington

La corea de Huntington es una enfermedad genéticamente heredada que resulta en cambios de personalidad y, algo similar a TD, en movimientos espásticos incontrolables. Normalmente no se vuelve sintomática hasta que la edad de una persona alcanza los últimos años treinta o más, aunque el 10% de la gente con la enfermedad de Huntington empezarán a mostrar signos del trastorno en la niñez o adolescencia.

Se han obtenido resultados mezclados que usan DMAE en pruebas abiertas.

Se advierte del uso de DMAE por la gente con epilepsia o con un historial de convulsiones.

Conclusiones

Algunos estudios muestran un incremento a corto plazo en la vigilancia y la alerta con efectos positivos en el ánimo tras la administración de DMAE, vitaminas y minerales en personas con trastornos emocionales. Su uso para el trastorno por déficit de atención con hiperactividad ha sido prometedor pero inconcluyente.

Minerales

FÓSFORO

Funciones corporales:
- Desempeña un papel esencial en la producción de la energía a través de los alimentos al realizar la fosforilación.
- Junto con el calcio es imprescindible para la formación de huesos y dientes.
- Al ser un componente de los ácidos nucleicos ADN y RNA interviene en las características de la herencia, **memoria e inteligencia**.
- Es componente del fosfato de creatina y del ATP, enzimas productores de energía a partir de la glucosa.
- Esencial para formar las coenzimas de las vitaminas del grupo B.
- Forma parte al unirse a ciertas grasas de los fosfolípidos, componente esencial de la membrana celular.
- Actúa como amortiguador en los líquidos extracelulares.
- Permite la transferencia de los impulsos nerviosos.
- Estimula las contracciones musculares y cardiacas.
- Regula el pH sanguíneo.
- Controla al sodio, potasio, calcio y magnesio.
- Se combina con vitaminas tan importantes como la colina y el inositol.

Causas de carencia:
- Disminución de la reabsorción renal de PO4 no acompañada de excreción intracelular.
- Trastornos hormonales como el hiperparatiroidismo.
- Defectos del túbulo distal renal adquiridos por carencia de magnesio y calcio.

- Administración continuada de diuréticos.
- Inanición crónica, caquexia o anorexia nerviosa.
- Síndrome de malaabsorción.
- Diabetes graves con cetoacidosis severa.
- Alcoholismo agudo.
- Quemaduras graves.
- Alcalosis respiratoria
- Suplementos continuados de hierro, aluminio o magnesio los cuales forman fosfatos insolubles.

Síntomas carenciales
En los casos graves hay trastornos neuromusculares importantes, con encefalopatía progresiva, coma y muerte. En las patologías medias existe debilidad muscular, alteraciones hematológicas con anemia hemolítica a causa de una disminución del oxígeno a partir de la hemoglobina y alteración de la función de los trombocitos y leucocitos. También se da una disminución en la cantidad de ATP, del glicerofosfato integrado en los hematíes y una disminución en el aporte de oxígeno a los tejidos. Estos casos son frecuentes en el alcoholismo, la acidosis diabética, la nutrición parenteral prolongada y la alcalosis respiratoria grave.

Otros síntomas carenciales pueden ser:

- Entumecimiento de las extremidades.
- Incoordinación al hablar, con tartamudeos.
- Piorrea dentaria.
- **Mala memoria y falta de concentración** para los estudios.
- Atrofia en el crecimiento por alteración en el metabolismo del calcio.
- Respiración irregular por carencia de oxígeno.
- Irritabilidad y neurastenia.

En los casos leves la forma más idónea para administrar fósforo, además de los alimentos lácteos, es como lecitina, la cual proporciona fosfolípidos de muy fácil asimilación y sin que den lugar a intoxicaciones hepáticas. Hay que recordar que el fósforo, tal y como se vende en algunos productos farmacéuticos, es hepatotóxico.

Administrado homeopáticamente tiene el efecto contrario y actúa eficazmente para mejorar hepatopatías.

Aplicaciones no carenciales:
- Asistolia e insuficiencia cardiaca.
- Espasmofilia digestiva y neuromuscular.
- Disfunción paratiroidea con osteoporosis.
- Insomnio con crispación, en unión al calcio.
- Neuritis y polineuritis.
- Esclerodermia.
- Asma con espasmos.
- Tosferina.
- Arteriosclerosis.
- Enfermedades mentales en general.
- Fracturas, dolores de espaldas.

Dosis catalítica: 0,45 mg/día

YODO

Funciones orgánicas
Con una cantidad total que oscila entre los 20 y los 50 mg de yodo (el 80% concentrado en el tiroides como tiroglobulina), este mineral cumple una misión esencial y única en el metabolismo humano. El yodo ingerido es concentrado activamente por el tiroides para ser convertido en yodo orgánico por acción de

una peroxidasa y posteriormente incorporado en la tiroxina de la tiroglobulina. Una parte de las tiroxinas son privadas de yodo en el tiroides, penetrando éste en los depósitos glandulares para su reutilización, difundiéndose la mayor parte por la sangre donde se incorporarán a ciertas proteínas.

El yodo está relacionado de alguna manera con al menos 100 procesos enzimáticos controlados por el tiroides, entre ellas:

- Controlar la energía metabólica de las células.
- Participar en el crecimiento estatural de los niños.
- Favorecer el **desarrollo intelectual** y afectivo.
- Actuar sobre el metabolismo de las grasas de manera definitiva.
- Controlar todos los procesos de asimilación y utilización de los minerales y el agua.
- Favorecer el crecimiento sano de la piel, los cabellos y las uñas.
- Actuar sobre el sistema circulatorio.
- Trabajar en conjunto con el resto de las glándulas endocrinas, especialmente la hipófisis y las gónadas
- Actuar sobre el sistema neuromuscular.
- Activar la síntesis de la melanina.
- Facilitar la conversión de los carotenos en vitamina A.
- Participa en el metabolismo de las proteínas y los carbohidratos.
- Estimula la síntesis del colesterol.

Procedencia natural
Agua fresca, aunque oscila mucho la cantidad según la región.
Alimentos vegetales regados con agua de manantial.

Algas marinas de todo tipo, especialmente laminarias y fucus.

Los moluscos, mariscos, crustáceos y pescados marinos en general.

El berro y otras plantas acuáticas cercanas a manantiales.

El ajo y la cebolla.

Los cereales integrales y la cascarilla del arroz.

Las hortalizas de hoja verde.

Los alimentos lácteos.

La levadura de cerveza.

Los frutos secos.

El pomelo, el limón, la piña y numerosos frutos tropicales.

Sal marina sin refinar. Existe en el mercado una sal, denominada yodada, que no se pueden considerar una forma natural de ingerir yodo, ya que se trata simplemente de sal refinada a la que se ha añadido yodo inorgánico.

Aceite de hígado de bacalao.

Sustancias que bloquean al yodo

En cuanto a los medicamentos tenemos al ácido aminosalicílico, las sulfonilureas, percloratos, resorcinol tópico, percloratos y el litio.

Los alimentos causantes del bocio son: los nabos, las coles, los repollos, los frijoles, la mostaza y las nueces. La causa parece estar en un bloqueo del yodo circulante en sangre, el cual no puede ser absorbido por la glándula tiroides. Este efecto puede extenderse incluso a animales que consumen mucha col rizada y consecuentemente a la persona que tome la carne o la leche de ese animal.

Causas de deficiencia

La carencia de yodo y por ello el bocio endémico, sigue siendo una enfermedad que la padecen nada menos que 200 millones de personas en el mundo entero, especialmente en Colombia, valles del Himalaya, norte de España y casi toda Suramérica. También se siguen dando casos en Suiza y Estados Unidos.

De una manera resumida podemos decir que las causas pueden estar en tomar una alimentación deficitaria, bien sea por escasa o por no consumir alimentos marinos. En el caso de los congelados se considera que se pierde al menos un 50% del yodo presente en ellos, especialmente en el agua que posteriormente se tirará. Este efecto es lo mismo que hervir pescado crudo y luego tirar el agua de la cocción.

Una forma sencilla de consumir yodo es tomar suplementos de algas marinas (Kelp, fucus o laminarias), bien sea en pastillas o simplemente incorporándolas a los alimentos.

Aplicaciones terapéuticas del yodo

Este mineral tan importante para la salud exige, sin embargo, un mayor control a la hora de dosificarlo, ya que un exceso o una utilización inadecuada pueden producir trastornos importantes. Por ello y ante la duda, lo mejor es tomar alimentos que sepamos contienen suficiente cantidad, evitando las pastillas de farmacia a partir de ioduro potásico o extractos de tiroides.

Puede ser útil en:

Obesidad.
Caída prematura del cabello en jóvenes.
Cansancio y sueño a todas horas.

Hipotiroidismo, mixedema, cretinismo.
Angina de pecho.
Arteriosclerosis.
Mejora del **desarrollo intelectual** del niño.
Estímulo del rendimiento muscular.
Colesterol elevado.
Mejora en la absorción de otros minerales.
Mala circulación arterial.
Cabello seco y áspero.
Dismenorreas en jóvenes.
Bocio.
Uñas con estrías.
Bronquitis aguda.
Toxemia.
Esclerosis vascular.
Ganglios linfáticos inflamados.
Tuberculosis y sífilis.

Sobredosis

Se han detectado casos de sobredosis en personas que utilizaban sistemáticamente formas galénicas de yodo para desinfectar heridas. Las más corrientes son la tintura de yodo y la pavidona iodada. Ambas son excelentes desinfectantes cutáneos, aunque incompatibles con materiales orgánicos y elementos ácidos. Utilizados en heridas abiertas o en mucosas (bucal, vaginal) puede producirse una gran absorción del yodo y con ello alteraciones en la función tiroidea. En caso de ingestión accidental o cuando se quiera eliminarlo de la piel puede emplearse leche. Los síntomas incluyen vómitos, diarreas, cólicos abdominales e hinchazón del cuello.

LITIO

Funciones orgánicas

• Actúa en la hidratación celular permitiendo que el sodio salga de la célula sin afectar al potasio.
• Es decisivo en la función de los neurotransmisores.
• Mantiene la membrana celular en buen estado.
• Regula las tasas de catecolamina de la acetil colina, del ácido glutámico y el ácido gamma amino butírico (GABA).
• Colabora en la síntesis del ATP (Adenosín trifosfato).
• Facilita la eliminación renal de la urea.
• Controla la excitación nerviosa del corazón.

Procedencia natural
Lo encontramos con facilidad en:

Agua de manantial.
La dolomita.
En el riñón, cerebro e hígado de mamíferos.
En los germinados de soja y alfalfa.
Las leguminosas y cereales integrales.
Los tomates, pimientos, patatas y nabos.
El romero, tomillo, berros y achicoria.

Aplicaciones terapéuticas
Las primeras aplicaciones con el litio fueron como consecuencia de encontrar una gran eliminación de sodio y fuertes retenciones de litio en los pacientes afectados por depresiones maniacas depresivas. El problema es que la dosis terapéutica recomendada, entre 600 a 1,500 mg/día, suele ser tóxica a largo plazo, especialmente si hay algún tipo de retención renal. El tratamiento natural el cual emplea comprimidos de levadura con litio que contienen 0,8 mg o el catalítico a la 4CH, lo hace prácticamente atóxico, aunque conserva la mayoría de sus propiedades curativas.

Se puede emplear en:

Manías depresivas.
Cambios de humor bipolares.
Alcoholismo crónico.
Depresión agitada.
Ideas de suicido.
Debilidad física.
Melancolía
Tratamiento complementario con psicofármacos.
Tratamiento de las alteraciones emocionales producidas por corticoides.
Psicosis.
Trastornos del humor con irritabilidad, ansiedad, agitación y angustia.
Hipocondría.
Disminución de la creatividad y de las facultades mentales.
Fobias.
Como complemento de la terapia con fármacos en la epilepsia, parálisis periódica y parkinsonismo.
Alteraciones del sueño.
Dolores de cabeza por tensión nerviosa.
Hipertiroidismo.
Agresividad.

ALUMINIO

Desde que se descubrió su influencia negativa en la enfermedad de Alzheimer, una forma grave de demencia senil, las autoridades sanitarias han puesto freno a la comercialización de este oligoelemento como suplemento dietético. Esta postura, sin tener en cuenta dosis ni la amplia experiencia sobre dosificación correcta, pone en evidencia la falta de preparación de los expertos en sanidad.

El aluminio en dosis altas o prolongadas es indudablemente un tóxico, como lo es el hierro, el calcio, el yodo y cualquier otro nutriente esencial, pero en diluciones homeopáticas o catalíticas no solamente está exento de toxicidad sino que es un aliado extraordinario para corregir problemas cerebrales y nerviosos. La experiencia lo recomienda como revitalizante cerebral en la edad madura, en la oligofrenia, en la atonía cerebral y en los retrasos del **desarrollo intelectual** de los niños. También es un aliado de primer orden para combatir el insomnio.

Las sobredosis, que ocurren con frecuencia en los hogares al fregar enérgicamente los utensilios de cocina, eliminando así la capa protectora y liberando el aluminio puro, producen alteraciones cerebrales y lesiones renales.

Vitaminas

VITAMINA F

Ácidos grasos esenciales

Fuentes principales
El ácido linoleico es la principal grasa poliinsaturada de nuestra dieta y la podemos encontrar en los pescados azules, unido a otros ácidos grasos como el eicosapentanoico y el docosaexanóico. En las hojas verdes de los vegetales encontramos el ácido linoleico el cual se transformará en ácido alfalinoleico. No obstante, la forma más segura de ingerir ácidos grasos esenciales sigue siendo mediante los aceites vírgenes de semillas, en especial el de maíz, soja, girasol y germen de trigo, sin olvidar la lecitina, compuesto graso comercializado bajo diferentes maneras y que

nos puede suministrar sin problemas la cantidad diaria requerida. Cantidades muy altas de este ácido graso esencial lo contienen las semillas de lino, las de prímula y los aceites de hígado de pescado.

En menor proporción también lo encontramos en el aceite de cártamo, el hígado de mamíferos, los riñones, sesos y carne magra, el aceite de oliva, el pan integral, las legumbres, las hortalizas verdes, el pescado y el marisco.

Funciones orgánicas

Son una parte esencial de la nutrición humana ya que realizan toda clase de funciones vitales dentro del organismo, entre ellas: proporcionar energía, mantener la temperatura corporal, aislar los nervios de su entorno manteniendo la vaina de mielina íntegra, actuar de protector de los tejidos, mantener la integridad de la pared celular y ser precursores de las hormonas prostaglandinas.

Por todo ello se admite que al menos el 3% de las calorías de nuestra dieta debería estar compuesto de estos ácidos grasos esenciales, llegando al 5% en niños y embarazadas. Solamente por el hecho de que nuestro cerebro está constituido en un 60% de lípidos, siendo los ácidos grasos esenciales una parte importante de esta proporción, podemos comprender su importancia.

Su papel es esencial en el mantenimiento de las membranas celulares, ya que su permeabilidad y flexibilidad dependerá de la cantidad de ácidos grasos que lleguen a ellas. Circunstancia ésta vital en el desarrollo de los linfocitos, los glóbulos blancos, cuya capacidad como sistema defensivo depende en parte de su pared celular. Una pared rígida, por carencia de ácidos grasos, puede generar un desastre ante una infección.

Estados carenciales conocidos:

• Deficiencias en el funcionamiento cerebral, tanto en niños como en ancianos.
• Sequedad del lagrimal, glándulas de la saliva y mucosas en general.
• Piel seca, especialmente vulvar.
• Trastornos en la reproducción.
• Enfermedades degenerativas del sistema nervioso.
• Mala función cardiaca y circulatoria.
• Enfermedades psíquicas del comportamiento.
• Heridas con mala cicatrización.
• Enfermedades reumáticas.
• Fallo en el sistema inmunológico.

Deficiencias por elementos bloqueantes de su absorción y síntesis:

• Carencia de Zinc en la alimentación.
• Carencia de vitamina E.
• Carencia de vitamina B6.
• Diabetes mal tratada.
• Alcoholismo y degeneración hepática.
• Exceso de grasas saturadas en la alimentación.
• Radiaciones
• Infecciones víricas prolongadas o que afecten al sistema inmunológico.
• Consumo de grasas vegetales refinadas.
• Consumo de dulces realizados con azúcar blanco.

Enfermedades que responden bien al tratamiento con ácidos grasos saturados:

• Enfermedad benigna del pecho (mastopatías, quistes)
• Dismenorrea con poca secreción de flujo.

- Senos poco desarrollados.
- Riesgo de trombosis por excesiva agregabilidad plaquetaria.
- Hipertensión y arteriosclerosis.
- Eccema atópico.
- Hiperactividad infantil.
- **Demencia senil.**
- Asma y jaquecas de origen alérgico.
- Caspa seca y caída del cabello.
- Uñas quebradizas.
- Poca producción de lágrimas.
- Artritis reumatoide.
- Esclerosis múltiple.
- Esquizofrenia

Los últimos experimentos han sido muy alentadores y sugieren que también se puede aplicar en:

- Cáncer hepático, de piel y estados metastásicos irreversibles.
- Temblores en el parkinsonismo.
- Depresiones nerviosas e irritabilidad.
- Lesiones diabéticas en piel y ojos, especialmente las retinopatías.
- Cirrosis biliar y diarrea crónica del anciano.
- Diabetes, junto al tratamiento habitual.
- Psoriasis.

VITAMINA B-1
Aneurina, Tiamina

Funciones orgánicas
Regula las cifras de glucemia favoreciendo el depósito de glucógeno en el hígado y controla el metabolismo del ácido láctico en sangre.
Interviene en el ciclo de Kreps.

Es un moderador de la actividad de las glándulas endocrinas, especialmente del tiroides y el páncreas.
Interviene en la transmisión de los impulsos nerviosos.
Regula el peristaltismo intestinal.
Su coenzima hace que la glucosa pueda degradarse en gas carbónico y agua y proporcionar energía.
Mantiene las funciones intelectuales en buen estado, especialmente la capacidad retentiva, quizás por su acción sobre la acetilcolina.

Fuentes principales
La encontramos en abundancia en la levadura de cerveza y el germen de trigo, unida al resto de las vitaminas del grupo B lo que hace de estos alimentos una fuente idónea para cubrir carencias. La levadura de cerveza, además, mantiene la flora intestinal en buen estado y favorece con ello la absorción y metabolización de la vitamina.

Enfermedades carenciales

Beri beri:
En un principio la carencia severa de vitamina B-1 estaba centrada en aquellas personas que comían una dieta casi exclusiva de arroz descascarillado, el cual poseía en esa envoltura dura una gran cantidad de vitamina. Ello no es suficiente para desencadenar la enfermedad, salvo que vaya acompañado de una alimentación monótona y abundancia de sol, factores éstos que se dieron con frecuencia en los países orientales. La solución que se adoptó fue la de hervir los granos de arroz con su cáscara, consiguiendo así que los nutrientes pasasen al interior del grano.

Neuralgias: en especial las del trigémino, aunque siempre por vía oral ya que las formas inyectadas pueden irritar el nervio ciático.

Afecciones gastroentéricas: con mayor razón cuando existan hemorragias y diarreas repetidas. También en presencia de vómitos, hipercloridia y gases.

Alimentación inadecuada: exceso de hidratos de carbono refinados, harinas o dulces.

Cirrosis hepática: y sus consecuencias, tales como anorexia, dispepsias, etc.

Afecciones cardiovasculares: taquicardia, palpitaciones, disnea, adormecimientos, pinchazos.

Deliriums tremens: cualquiera que sea la causa que la produjo, especialmente si hay alcoholismo crónico.

Infecciones: asociada a los tratamientos habituales.

Diabetes: como coadyuvante en los comas hipoglucémicos y para mejorar el metabolismo de la glucosa.

Anorexia: cualquiera que sea la causa que la produjo, tales como atonía gástrica, pérdida de fuerza, depresión nerviosa, insuficiencia circulatoria, insuficiencia suprarrenal o fiebre.

Infarto de miocardio: como estimulante de la circulación coronaria. En las cardiopatías de los hipertensos y embarazadas.

Otras aplicaciones no carenciales:

En el íleo (parálisis intestinal) postoperatorio, con el fin de estimular la motilidad intestinal anulada por la anestesia.

En el estreñimiento atónico.

En las parálisis pos-infecciosas.

En todos los casos de intoxicación etílica, medicamentosa o profesional.

En los deportistas para disminuir los tiempos de recuperación, la fatiga muscular y las agujetas, especialmente si toman suplementos de glucosa.

En los diabéticos, hipotensos y arterioscleróticos.

En todos los casos de reumatismo, neuralgias y neuritis.

Durante el tratamiento con antibióticos.

En la insuficiencia de desarrollo infantil.

En las amenorreas primarias o premenopáusicas.

En las neurosis y depresiones, especialmente veraniegas.

En la gota y el bocio endémico.

Durante la lactancia.

En casos de insomnio rebelde.

COLINA

Funciones orgánicas
Previene la acumulación de cantidades anormales en el hígado, aumenta la producción de fosfolípidos, es un factor de crecimiento para el metabolismo de muchos microorganismos y tiene un papel decisivo en las funciones musculares, nerviosas y en la estructura celular, así como en el transporte de los triglicéridos.

Forma parte de los fosfolípidos como la lecitina y esfingomielina, por lo que su presencia es imprescindible para las buenas funciones cerebro y nerviosas.

Evita la formación de cálculos biliares y previene la degeneración hepática.

Mejora la **capacidad intelectual,** el **aprendizaje** y la **memoria**.

Fuentes principales
Se encuentra en la mayoría de los tejidos animales (500 mg/100 gr), la yema de huevo (1.700 mg/100

gr), en los cereales (100 mg/100gr) y los vegetales. También en las vísceras, en el hígado, riñón, cerebro y corazón, así como en la levadura de cerveza, la soja, los cacahuetes, los guisantes y el germen de trigo.
Su forma más idónea es como fosfatidilcolina.

Enfermedades carenciales
Su carencia crónica determina infiltración grasa del hígado, especialmente en el alcoholismo y la carencia de proteínas. Este efecto es mucho mayor si la dieta tiene carencia de hidratos de carbono.
Su carencia aguda produce degeneración hemorrágica de los riñones y lesiones en la articulación tibio tarsiana.
Se utiliza ampliamente para el tratamiento de todas las afecciones grasas del hígado y en la arteriosclerosis, ya que impide que se formen depósitos grasos en las paredes vasculares. Las necesidades diarias están establecidas entre 300 y 1.000 gramos diarios y la dosis terapéutica apenas si es superior a los 10 mg/día.

Otras aplicaciones terapéuticas
Alteraciones en la coagulación sanguínea, mala circulación y cardiopatías.
Envejecimiento cerebral precoz, enfermedad de Alzheimer, demencia senil y parkinsonismo.
Riesgo de trombosis.

Aminoácidos

FENILALANINA

Al igual que otros aminoácidos que posteriormente analizaremos, la fenilalanina la podemos encontrar en forma Levógira o L y Dextrógira o D, según sea que el radical NH2 se encuentre a la izquierda o la derecha. Esta diferenciación es muy importante a la hora de sus aplicaciones terapéuticas, ya que según lo empleemos lograremos resultados diferentes.

En los alimentos lo encontramos como L-Fenilalanina y esta es la forma con la que el organismo es capaz de fabricar nuevas proteínas, siendo la forma D la que habitualmente se encuentra en los vegetales y las bacterias, aunque posteriormente es transformada por el cuerpo en la forma L, quedando una pequeña cantidad que se encuentra como DL, también con distintas aplicaciones.

La forma L-Fenilalanina se encuentra en grandes cantidades en el cuerpo humano, casi siempre unida a otras sustancias que también intervienen como neurotransmisores. Por ello, este aminoácido ejerce una importante función para regular la presión arterial y el consumo de oxígeno, los niveles de glucosa en sangre, las pulsaciones cardíacas, el metabolismo de los lípidos y el buen funcionamiento del sistema nervioso y cerebral. Parece ser que ejerce una labor vital en la **memoria** y la **agudeza mental**, así como en los reflejos autónomos de defensa.

Interviene en la producción de la dopamina y la norepinefrina, lo que hace interesante su utilidad para regular los cambios del humor. También actúa sobre el centro hipotalámico del apetito, muy influido por la cantidad de norepinefrina corporal y la hormona colecistokinina.

La otra forma galénica habitualmente encontrada en ciertos compuestos dietéticos, la D-fenilalanina, no puede ser empleada como un precursor de los neurotransmisores ya que incluso puede que anule parte de su acción, lo que explicaría su propiedad de mitigar los dolores de tipo nervioso, como ocurre en las ciáticas y neuralgias. Hay quien asegura incluso que actúa de manera similar a la morfina ya que inhiben ciertos enzimas responsables del dolor.

Una tercera forma galénica que se comienza también a emplear es una mezcla de ambas, la DL-fenilalanina, la cual tiene las propiedades de ambas y no parece tener efectos secundarios. Tal es así que incluso la estamos viendo ya añadida incluso a bebidas refrescantes. Por tanto y si esto es así, la DL-fenilalanina tendría propiedades espectaculares para suprimir el dolor crónico en las enfermedades reumáticas, estimular la producción de las endorfinas, las cuales influyen en nuestro estado anímico y en la resistencia al cansancio, y hasta serían capaces de prolongarnos la vida.

Su eficacia como antidepresivo está siendo cada vez más estudiada, especialmente en las depresiones de los ancianos y aquellas que aparecen por falta de adaptación al medio. Su acción en la crisis depresiva podrían estar centradas en tres cambios: incrementar la cantidad de norepinefrina, mejorar la utilización de las endorfinas y estimular la acción de los neurotransmisores. Todo ello sin efectos adversos ni de rebote, por lo que la enfermedad depresiva puede considerarse resuelta después de un tratamiento con fenilalanina.

Funciones orgánicas:

• Junto a la Tirosina actúa de manera decisiva en los procesos de pigmentación cutánea.
• Mejora la agudeza mental y la memoria, especialmente en los ancianos.
• Es un moderador del apetito de media mañana.
• Regula el metabolismo de las grasas y de la glucosa, contribuyendo así a controlar el sobrepeso.

• Colabora en la misión de neurotransmisores nerviosos.

• Ayuda a formar el colágeno y la elastina, actuando, además, como antiinflamatorio en las enfermedades reumáticas.

• Corrige la dismenorrea y aumenta la libido en ambos sexos.

• Es un eficaz antidepresivo al estimular la producción de endorfinas y norepinefrina.

• Actúa como analgésico general.

Síntomas carenciales:

• Vitíligo y canicie precoz.

• Depresión endógena, ansiedad y falta de interés por el entorno.

• Cataratas, congestión ocular.

• Aumento de la sensibilidad al dolor, especialmente en las jaquecas y enfermedades inflamatorias.

• Alteraciones graves de la conducta.

• Aumento desmesurado del apetito con pérdida simultánea de energía.

• Pérdida de la **memoria** y poca capacidad de **concentración**.

Aplicaciones no carenciales:

Cualquier alteración en las facultades intelectuales.
Disminución del apetito sexual.
Obesidad.
Artrosis y reumatismos dolorosos.
Inflamaciones traumáticas.
Falta de pigmentación cutánea o capilar.
Dolores en general.
Alteraciones del comportamiento y del carácter.

TRIPTÓFANO (5-HTP)

Funciones orgánicas

Es el precursor de diferentes neurotransmisores, entre ellos la serotonina, la cual depende esencialmente de los niveles de triptófano que le lleguen. Estos niveles suelen ser muy bajos (y esto explicaría la gran cantidad de personas que padecen insomnio) ya que están interdependientes a su vez de la cantidad de ácido nicotínico que exista en la dieta, el cual emplea este aminoácido para su síntesis. Por tanto, si a la poca cantidad que existe en los alimentos y lo poco estable que es al calor, añadimos las demandas requeridas para la síntesis de la vitamina PP, comprenderemos la necesidad de tomar suplementos de este aminoácido.

Su dependencia es aun mayor si tenemos en cuenta que las posibilidades de que pueda ser utilizado en el organismo dependen también de la proporción del resto de los aminoácidos esenciales, en especial la tirosina y la fenilalanina, los cuales como sabemos intervienen también en la misión de favorecer la acción de los neurotransmisores.

Pero no acaban ahí todos los problemas de este decisivo aminoácido, ya que incluso la dieta le afecta mucho, especialmente si es rica en carbohidratos y pobre en proteínas. Si la alimentación es rica en azúcares se incrementa el nivel de serotonina, la cual demanda mayor cantidad de triptófano para elaborarse. Este aumento puede darse si no ha sido utilizado previamente para otros requerimientos corporales, como puede ocurrir en los trabajos intelectuales intensos, los cuales aprovechan la facultad del aminoácido para atravesar la barrera cerebral e incorporarse así rápidamente a las demandas. No hay pues metabolización previa, ni problemas que puedan interferir su acción.

No obstante, este efecto puede ser utilizado en nuestro beneficio, ya que si como sabemos el triptófano es un inductor al sueño podemos tomar una comida rica en hidratos de carbono si queremos tener un sueño placentero, o rica en proteínas si deseamos estar alerta en ese momento. Por tanto, y como efecto secundario añadido, una moderada ingestión de hidratos de carbono a media mañana, junto a un suplemento de triptófano, evitará que se declare un apetito excesivo por ansiedad, contribuyendo así a adelgazar.

Síntomas carenciales

Aunque no de una manera absoluta, como ocurre en las avitaminosis, la carencia de triptófano puede dar lugar a una gama muy extensa de patologías o al menos que la administración del aminoácido puede solucionar problemas aunque no sean estrictamente carenciales.

Su acción sobre los neurotransmisores permite tratar con éxito aquellas enfermedades cardiovasculares en las cuales el estrés se manifieste con ansiedad, taquicardias o arritmias, con mucho más motivo cuando no existan alteraciones en la pared arterial, como ocurre en la arteriosclerosis. El anginoespasmo, dolor precordial que se percibe en la crisis de la angina de pecho, es una buena aplicación para tomar triptófano.

Sin embargo, será su utilidad en el tratamiento del insomnio crónico o circunstancial la que más importancia ha adquirido en los últimos años. Las experiencias dejan bien claro que una pequeña dosis de triptófano antes de irse a la cama provoca una discreta somnolencia que invita a dormir. Este efecto es totalmente inocuo, reversible si la persona se esfuerza, pudiendo ser administrado sin temor a ningún efecto secundario. Además, las experiencias que se hicieron con medidores de las ondas cerebrales durante el sueño comprobaron que el sueño era profundo, sin alteraciones del ritmo e incluso sin pesadillas. Tampoco existe hábito o dependencia del producto una vez suspendido el tratamiento, lográndose, además, todos los demás beneficios que aporta un suplemento de este aminoácido esencial.

Otra gran ventaja (y van...) del triptófano es que puede ser tomado durante el día como relajante, ya que no provoca sueño en las horas diurnas, pudiéndose incluso conducir ya que la alerta intelectual y los reflejos no quedan disminuidos. El triptófano actuaría solamente cuando el individuo deseara dormir y no en cualquier momento.

Sus efectos sobre el psiquismo y el sistema nervioso le llevan a ser también un buen tratamiento contra la ansiedad, la irritabilidad e incluso la depresión, quizá por su dependencia de otros aminoácidos antidepresivos como la tirosina y la fenilalanina. Juntos constituyen uno de los remedios más eficaces y rápidos que existen para el tratamiento de las crisis depresivas.

Quizá sea su acción conjunta con estos aminoácidos o por el estímulo que supone a la producción de serotonina y endorfinas, lo cierto es que las aplicaciones como antidepresivo del triptófano son muy notables. Esta acción sobre las hormonas endógenas es bastante más amplia de lo que a primera vista parece, ya que si como sabemos influye sobre ellas es lógico pensar que el abanico de posibilidades terapéuticas es enorme. Las últimas experiencias nos hablan de que una dosis de triptófano diaria puede servir para aumentar la tolerancia al dolor y si es así no solamente nos podríamos encontrar con un nuevo analgésico, ahora más inocuo que los anteriores, sino que podríamos conseguir reducir la dosis de morfina en los enfermos de cáncer, efecto suficientemente importante como para que fuera digno de un estudio serio.

También sabemos que es útil para tratar trastornos de la conducta, en especial manías o fobias, así como neurosis y neurastenias que hasta ahora solamente se pueden tratar con ansiolíticos, una terapia demasiado generalizada para que pueda ser eficaz en problemas tan dispares.

No se sabe si ciertamente la mayoría de las enfermedades del comportamiento se deben a carencias de algún elemento nutritivo, como pudiera ser un aminoácido, o alteraciones orgánicas aún no definidas, pero lo que parece lógico pensar es que si hay componentes naturales que son capaces de curar estas enfermedades es porque aún no sabemos casi nada del cuerpo humano. Por tanto, parece sensato administrar en primer lugar alguno de estos nutrientes inocuos.

Aplicaciones no carenciales
Cualquier tipo de dolor, sea crónico agudo, como terapia sola o combinada con los fármacos habituales, lo que permitirá reducir la dosis de éstos.

Insomnio crónico o para quitar poco a poco la dependencia a las hipnóticos utilizados.

Para tratar problemas de ansiedad o emocionales que cursen con tristeza, apatía, depresiones o neurosis.

En casos de obesidad por bulimia.

ÁCIDO GLUTÁMICO

Funciones orgánicas

• Se puede considerar como un componente esencial de todas las funciones cerebrales, ya sea directamente o como precursor de neurotransmisores como el ácido gamma amino butírico.

• Es importante en la regulación del azúcar y de la tolerancia a la glucosa, participando en el metabolismo de los hidratos de carbono y controlando las necesidades orgánicas de consumir azúcar.

• Es un desintoxicante cerebral y regula la producción de amoniaco, especialmente cuando hay consumo excesivo de alcohol o drogas.

• En unión al ácido cítrico interviene en la producción de energía muscular.

• Participa en todas las funciones cerebrales ligadas a la inteligencia, la capacidad de concentración y la memoria en unión a los fosfolípidos.

• Mejora la digestión de las proteínas al aumentar la cantidad de ácidos gástricos.

• Evita la demencia senil.

• Facilita la acción del ácido fólico y trabaja en sinergia con la vitamina B-6 y ácido pangámico.

• Participa en la transformación del amoniaco en urea.

Aplicaciones no carenciales

Como ya sabemos, los aminoácidos no carenciales como éste no cuentan con una patología específica, pero sus aplicaciones terapéuticas son muy extensas, encontrándose en el mercado dietético multitud de compuestos que lo emplean, básicamente, para **mejorar la memoria**. Estos son algunas de las aplicaciones más comunes:

• Mejorar las facultades intelectuales en niños o en personas sometidas a duros esfuerzos memorísticos.

• Su forma activa, la L-Glutamina, se puede emplear incluso dos horas antes del estudio.

• Prevención de las lagunas mentales y demencias propias de la vejez.

• Potenciar los efectos de los antidepresivos, aunque no se debe emplear en casos de angustia o ansiedad ya que puede producir nerviosismo.

• Acúfenos.

• Eliminar la fatiga intelectual.

• Aumentar los reflejos en exámenes de tipo físico, como conducir vehículos o pruebas deportivas de concentración.

• Curar los efectos tóxicos de las borracheras en unión a la vitamina B-6.

• Como preventivo en las náuseas y vómitos del embarazo y para ayudar al buen desarrollo intelectual del feto.

• Mala digestión de las proteínas por carencia de ácidos gástricos.

• Somnolencia después de las comidas.

• Sensibilidad extrema a las bebidas alcohólicas, incluidas las de baja graduación.

• Deliriums tremens y alucinaciones.

• Drogadicción en general.

• Para quitarse el hábito de beber café o té.

• Trastornos del lenguaje en los niños como timidez, tartamudeo, autismo o pesadillas.

TIROSINA

Funciones orgánicas
• Participa junto a la fenilalanina, al cobre y a las vitaminas C y PABA, en la pigmentación de la piel y pelo.

- Es esencial en la formación y acción de neurotransmisores como la dopamina y la norepinefrina.
- Participa en el buen funcionamiento de los impulsos nerviosos que llegan al corazón, el cerebro, los bronquios y el útero.
- Actúa sobre el sistema emocional, quizá a través del tiroides y de la producción de endorfinas, y su acción es decisiva para mantener un buen **estado de alerta**, capacidad de respuesta a los estímulos, evitando al mismo tiempo las depresiones.
- Modera la acción perjudicial de los antígenos ambientales y frena moderadamente los efectos de la histamina liberada en las alergias.
- Mantiene la actividad tiroidea en buen estado, participando activamente en el metabolismo energético.
- Junto con otras hormonas adrenales regula la tensión arterial.
- Forma parte secundaria en el sistema defensivo a través de su acción sobre los leucocitos.
- Es un antioxidante moderado a nivel general y bastante activo en neutralizar los radicales libres que se producen por causas ambientales, especialmente de los rayos ultravioleta.

Aplicaciones generales
Cualquiera alteración en la pigmentación de la piel o el pelo, especialmente vitíligo. Se puede emplear en estos casos de forma tópica o ingerida, mejor unido a la fenilalanina.
Enfermedades degenerativas del sistema nervioso o cerebral como el parkinsonismo, la demencia senil, temblores, **pérdida de memoria** o falta de reflejos. En estos casos hay que unirla a fosfolípidos y vitamina B6.

Depresiones crónicas y agudas en forma de L-Tirosina
Alergias primaverales.
Bocio, hipotiroidismo y carencia de yodo.
Obesidad.
Bulimia, unido a la fenilalanina y al zinc, níquel y cobalto.
Edemas en las pantorrillas en personas obesas.
Tensión sanguínea descompensada.

TAURINA

Funciones orgánicas
▪ Sintetizado a partir de la metionina y la cistina, se puede encontrar en cantidades muy altas en la carne de buey y toro, así como en la leche materna o bovina.
▪ Es un factor importante en la formación de hormonas femeninas, en especial los estrógenos.
▪ En la niñez parece ser muy importante en el **desarrollo intelectual**, la potencia muscular y el correcto funcionamiento de los músculos oculares. Estas funciones se cree que no son tan importantes en la edad adulta, posiblemente porque entonces el organismo ya puede metabolizar cantidades suficientemente altas de taurina como para cubrir las necesidades.
▪ Estabiliza la excitabilidad nerviosa en la infancia e impide su alteración o degeneración.
▪ Mantiene el líquido encéfalo raquídeo en suficiente cantidad y buen estado.
▪ Se comporta como un neurotransmisor modulador.
▪ Disuelve las grasas corporales y ayuda a la formación de la bilis.
▪ Controla los niveles de colesterol a través de su acción sobre la vesícula biliar.

• Regula la agregabilidad plaquetaria, mejorando la circulación sanguínea en las arterias de pequeño calibre.
• Ayuda al buen metabolismo del calcio.
• Mejora las funciones endocrinas en general y tiene un positivo efecto antienvejecimiento.
• Interviene en el intercambio iónico sodio y potasio.
• Es un factor de tolerancia hacia la glucosa.
• Mejora el cociente intelectual en los niños.
• Estimula la producción de linfocitos y fagocitos.
• Evita la degeneración cerebral en la vejez.

Se puede emplear en
Todas las alteraciones oculares, incluida la miopía.
Las jaquecas, migrañas y acúfenos.
Las distrofias musculares y para potenciar el desarrollo muscular.
En la diabetes en unión al Zinc y el cromo.
En los **retrasos mentales** de la infancia y la degeneración cerebral del anciano.
Para mejorar las funciones biliares y luchar contra el exceso de colesterol.
Como tratamiento complementario de la epilepsia del niño.
Como protector hepático y cardiaco.

Otros nutrientes

LECITINA

La lecitina es un compuesto graso rico en fósforo, o más exactamente, tiene la composición de una grasa, solo que los ácidos que esterifican la glicerina están constituidos por un radical fosfato unido a una base de nitrógeno.
Propiedades orgánicas

Tiene la facultad de ser emulsionante de las grasas, es decir, hace que las grasas sean ligantes con el agua. Esta interesante propiedad favorece la digestión de las grasas, deshace los grumos y acúmulos de grasa y colesterol, favoreciendo además la penetración de estas sustancias al interior de las células y su consiguiente combustión.

Cuando tomamos grasas, ya sean sólidas o líquidas, llegan a nuestro estómago donde son trasformadas por la bilis que segrega nuestra vesícula. Esta labor se la facilitamos si tomamos lecitina, ya que la ingestión de esta grasa fosfolípida hará que se emulsionen con mayor facilidad. Aunque las grasas, gracias a la digestión estomacal, quedan convertidas en pequeñas gotitas, es la acción de la bilis la que las transforma en gotas finísimas que formarán una emulsión en el intestino, sobre la que actuará con facilidad el enzima lipasa segregado por el páncreas, que es quien en realidad las desdoblará en glicerina y ácidos grasos.

La bilis, sustancia fabricada en el hígado, es segregada justo en el momento en que llegan al estómago las grasas junto con los otros alimentos. Ahora bien, si la vesícula biliar funciona mal, es insuficiente, la bilis no llega en el momento justo o en la cantidad requerida. Es entonces cuando las grasas no quedan divididas en esas partículas tan pequeñas, a pesar de que la lipasa pancreática tratará de dividirlas con su efecto enzimático y permitir así su absorción por la pared intestinal.

Por este motivo las personas que tienen patologías hepáticas y no pueden metabolizar adecuadamente las grasas, tienen problemas digestivos frecuentes y deben eliminar las grasas saturadas de su dieta.

Aporte extra de lecitina

La lecitina y el colesterol de la sangre varían según la edad, teniendo una mayor concentración de lecitina los niños y personas jóvenes. Alrededor de los 20 años de edad se encuentra en mayor proporción y sólo sigue así en las personas sanas, pero en las personas con problemas circulatorios y biliares predomina el colesterol.

Para solucionar este problema hemos de aportar a nuestro organismo la cantidad de lecitina que va perdiendo con los años, sin olvidar además que es un componente de la membrana celular y su ingestión en el organismo se traduce en una acción rejuvenecedora.

Otra característica importante a tener en cuenta es que este compuesto es rico en fósforo orgánico de fácil asimilación, el alimento ideal para el cerebro. Todas las personas que desarrollan trabajos intelectuales tienen un desgaste mayor de fósforo que aquellas que realizan trabajos manuales, por lo que es muy recomendable que estas personas tomen lecitina a diario para proporcionar a su cuerpo el fósforo que pierden mediante su trabajo intelectual.

Debido a la particular constitución del cerebro y la médula espinal, es aconsejable que las mujeres embarazadas tomen suplementos que aseguren el suficiente aporte de grasas poliinsaturadas y fósforo, indispensables ambos para la buena formación del bebé.

Como ya la publicidad se ha encargado de repetirnos, la lecitina es el mejor remedio natural para controlar el exceso de colesterol, al mismo tiempo que facilita la digestión de las grasas, moviliza las que puedan existir en exceso (por ello se le atribuyen propiedades adelgazantes), alimenta nuestro cerebro con fósforo, recompone la membrana celular y posee un ligero efecto rejuvenecedor.

Varios

NUECES

Propiedades

Hay que comerlas bien masticadas y no continuamente, ya que pueden irritar las encías. Proporcionan una gran energía de reserva por su materia grasa y la fina tela que se encuentra dentro tiene interesantes acciones para proteger el corazón y mejorar su función. También se le atribuyen propiedades favorables en la **memoria** y el riego sanguíneo cerebral.

Mejora las secreciones linfáticas, elimina parásitos intestinales, baja el colesterol y ayuda a curar las erupciones cutáneas. Se emplean en trastornos gástricos e intestinales, para calmar el sistema nervioso y los espasmos. Mejora la coagulación sanguínea y los sabañones.

Sus hojas en infusión mejoran la diabetes.

Otros usos

Las nueces son ligeramente afrodisíacas, combaten la fatiga, el ardor de estómago, los cólicos y mejoran la circulación y el corazón. Por su gran parecido con el cerebro humano se las ha considerado desde siempre como un tónico y **estimulante cerebral**, aunque recientemente se le han descubierto interesantes propiedades para las afecciones cardíacas, especialmente el filamento interno que normalmente se desecha.

CAFÉ

Propiedades

Su efecto medicinal está casi centrado en la cafeína, la cual sabemos es un gran estimulante del sistema nervioso. Mejora las contracciones cardiacas, favorece la capacidad de **concentración**, es ligeramente estimulante del apetito, prolonga la resistencia al ejercicio, es diurético, favorece la expulsión de la urea y ligeramente laxante. Se le atribuyen propiedades para mejorar el asma, combatir el sueño y aliviar las jaquecas.

Precauciones

No debe darse a niños menores de doce años, los cuales deberán tomar sus sustitutos a base de malta y achicoria. Tampoco deben consumirlo los que padezcan úlceras gástricas, taquicardias, insomnio, agresividad, angustia o estreñimiento. La sobredosis puede llegar con tres tazas al día y dar lugar ya a temblores, vómitos y dolores de cabeza, aunque lo más habitual es la ingestión continuada durante años que se puede manifestar con vértigos, convulsiones, alucinaciones, falta de coordinación muscular, trastornos cardíacos, fatiga y taquicardia paroxística.

HIERBA MATE

Muy popular en América del Sur y escasamente introducida en Europa, esta planta se conoce como Hierba del Paraguay, la cual tiene un gran parecido con el Acebo. Crece en Argentina, Bolivia, Paraguay y Brasil.

Propiedades

Es una bebida algo más saludable que el café y puede ser empleada para mejorar la digestión, como aperitiva, para mejorar la **memoria**, estimular la diuresis y combatir la fatiga y el insomnio. Aumenta la capacidad de adaptación a las circunstancias adversas y mejora las depresiones.

EXTRACTOS DE COLA

Propiedades
Está presente en numerosas bebidas populares, aunque también se encuentra en forma de extracto, caramelos y pastillas. Posee interesantes efectos para combatir el cansancio y el insomnio, así como para estimular la memoria y la capacidad de concentración.

SISTEMA DE ESTUDIO CON TARJETAS

Aquí tiene una ampliación del tema de las tarjetas, pues eso le da una percepción exacta de cómo sabe el material, y las fuerzas adicionales que necesitará para afianzar los resultados, en lugar de sólo mirar encima.

- Frecuentemente repase sus notas y lecturas, para mantener el material "fresco".

- Cuando está leyendo su texto o repasando sus notas, genere y apunte preguntas sobre el material.

- Imagine que es usted el maestro. ¿Qué preguntas haría en el examen?

- Haga una señal de cualquier tipo en las partes que necesita saber más.

- Escriba cada pregunta o término en la parte de atrás de una tarjeta.

- En el frente de cada tarjeta, escriba una respuesta o una explicación para la pregunta o término en la parte de atrás.

- Use sus notas y texto para una referencia, pero ponga la respuesta o explicación en sus propias palabras siempre que sea posible.

- Baraje las tarjetas para que no pueda deducir qué respuesta está en una situación concreta.

- Mire la tarjeta primera: Intente contestar la pregunta o explicar el término. Si lo conoce, ¡bien! Póngala en el fondo del paquete. Si no lo conoce, mire la respuesta, y ponga unas tarjetas más abajo para que llegue pronto a ella y pueda intentar la respuesta de nuevo.

- Repase una y otra vez las tarjetas hasta que sepa todas las respuestas.

Algunas pautas a seguir:

- Lleve sus tarjetas por todas partes consigo.

- Esto le permitirá tenerlas a su alcance en cualquier momento. Pruébelo mientras está esperando en una cola, montando el autobús, etc.,

- Si piensa que sabe una respuesta, pero no puede ponerla en sus propias palabras, probablemente no lo conoce bastante.

- Poder explicar la información es la única manera de estar seguro que lo conoce. También es la mejor manera de prevenir antes la ansiedad de la prueba.

- Pruébese en alguna parte donde nadie pueda verlo, recitando las respuestas en voz alta. Ese es un buen modo de estar seguro que puede explicarlo.

¿ES ÚTIL EMPOLLAR?

- Empollar es útil en emergencias; no es bueno para el aprendizaje consolidado.

Vea ahora una preparación de prueba de emergencia para una alternativa a empollar:

- El material debe estar bien disponible
- Sea selectivo: desglose los capítulos en los puntos principales
- Concéntrese en repasar y aprender puntos principales
- No lea información que no tenga tiempo para repasar

PREPARACIÓN DE PRUEBA DE EMERGENCIA

El secreto de salir adelante está comenzando. El secreto de empezar consiste en irrumpir sus tareas aplastantes y complejas en tareas manejables pequeñas, empezando entonces con la primera.

- Prepare un planteamiento estructurado
- Tenga el material a la vista.
- Sea selectivo: desglose los capítulos en los puntos principales
- Concéntrese en los puntos principales

Empiece con 5 hojas de papel:

- Identifique 5 conceptos importantes o temas que entren en la prueba y escríbalos en la cabecera de cada página. Use palabras sólo importantes o frases cortas.

- Con sus propias palabras, escriba una explicación, definición, respuesta, etc., de varias líneas, para que el concepto importante del texto quede definido.

- Compare su contestación con la información del libro del curso. También con el texto y notas de la conferencia.

- Revise o re-escriba su comprensión de cada tema considerado esta información del curso.

- Dele un número a cada página de sus temas del 1 al 5 en orden de importancia; 1 = más importante.

- Siga el proceso anterior con dos conceptos adicionales si tiene tiempo.

- Póngalos en una sucesión del 1 al 5 o del 1 al 7.

- Siga el proceso anterior para uno o dos conceptos más, hasta un total de nueve.

- Siga un nivel de progreso tranquilo; sólo agregue temas muy necesarios.

- Intente no excederse de nueve conceptos; el enfoque en lo más importante.

ESTRATEGIAS PARA ESTUDIAR

Estudiar es ejercitar el entendimiento para adquirir el conocimiento de una cosa; para poseer un arte o profesión; para aprender de memoria; para penetrar, interpretar alguna cosa; para preparar una obra o realización.

También, es basarse en las conclusiones de otros para aportar nuevas ideas, mejorar lo anterior y marcar nuevos caminos a los siguientes estudiantes.

Bases de un buen estudiante

A algunos pudiera sorprenderle el hecho de que hay que aprender a estudiar, tanto como aprender las materias, pero en realidad eso es lo que hay que hacer en muchos casos. Probablemente el error se encuentra en la propia definición de "estudiar", sinónimo para muchos de empollar, es decir, memorizar sin comprender. Sin embargo, esto no es estudiar. Estudiar es un trabajo intenso por un lado y por otro, un arte. Un arte entendido como el dominio de una serie de destrezas, habilidades y técnicas, que se aprenden con el ejercicio y que permiten la consecución del objetivo propuesto, en este caso del estudio.

Dos son los objetivos esenciales que se pretenden. Por una parte, la aceptación de la responsabilidad que supone el ser hoy un estudiante que se prepara para ser mañana un buen profesional y, por otro lado y dependiendo de lo anterior, comprender la necesidad de dominar las técnicas antes mencionadas para alcanzar calidad en nuestro trabajo en menos tiempo.

El estudio persigue dos objetivos fundamentales:

1. La adquisición de conocimientos.
2. La puesta en práctica de estos conocimientos.

Por desgracia, para la mayoría de los estudiantes lo principal es lo primero, la adquisición de los conocimientos, pues ello le permitirá pasar las pruebas, aún cuando luego no sepan o no puedan materializar prácticamente sus actos memorísticos.

Desde el punto de vista del desarrollo cultural y humano, el fin esencial del estudio es la formación integral de la persona, capacitándola para llevar una vida con plenitud, tanto a nivel individual como colectivo, una existencia activa, consciente. Esta perspectiva resume la idea de que los actos de la vida no se manifiestan en compartimientos cerrados, sino que se relacionan unos con otros abiertamente. Por ello estudiar no puede desligarse de la vida en sociedad y sí involucrarse en la filosofía personal, colaborando en conseguir el bienestar físico y psicológico al que tenemos derecho. Para obtenerlo, no obstante, es necesario responsabilizarse frente a esta tarea.

No obstante, no nos llevemos a engaño, pues adquirir conocimientos no garantiza más felicidad que ser ignorante. Muchas personas lo han conseguido basándose en afianzar una vida interior muy rica e intensa, pero lo han hecho renunciando habitualmente a los supuestos placeres materiales.

Así, no se trata únicamente de ofrecer una metodología de trabajo, sino que es preciso dotarla de calidad humana, de creatividad e incorporarla a la dinámica de nuestra vida. Estudiar, visto bajo la perspectiva elitista, de estudiante de "carrera", es deprimente pero indudablemente es asumida por millones de personas. Esta perspectiva no nos puede llevar a atiborrar de datos nuestro cerebro, sino adquirir una buena formación mental que nos posibilite estar en el mundo e interpretar la realidad, comprendernos a nosotros y a los demás. Esta habilidad mental podría definirse con las siguientes características: flexibilidad, agilidad, capacidad crítica, creatividad, curiosidad y sensibilidad intelectual. También, capacidad para el análisis y síntesis, y facilidad de lectura y expresión. Estas características pueden potenciarse y organizarse de modo que nuestro objetivo, estudiar, se cumpla plenamente.

De lo dicho hasta aquí podemos concluir que lo importante no es la cantidad de estudio, sino la calidad del mismo. Saber estudiar significa saber cómo hay que pensar, observar, concentrarse, organizar y analizar, en suma, ser mentalmente eficiente. No obstante, debería haber establecido desde un principio la gran diferencia que existe entre las materias a estudiar, pues no es lo mismo aprender ciencias exactas que arte, por ejemplo. Indudablemente aquellas materias que posibilitan el desarrollo de la personalidad o del estado anímico, de la creatividad o de la filosofía, nos aportarán más beneficios espirituales a nuestras vidas que las otras. El estudiante debe escoger, por tanto, aquellas materias que más le interesen.

El ambiente

Estas son algunas de las influencias, al margen de los libros de estudio, que el alumno tendrá a su alrededor y que le marcarán los resultados finales:

1. Las personas que conviven con el estudiante ejercerán influencia, positiva o negativa, porque le presionarán más o menos, según sus propias expectativas y deseos de éxito.

2. La tónica general de la armonía familiar va a propiciar o no el mayor rendimiento en el estudio.

3. Disponer de un lugar de estudio privado, en el cual interrumpir se considere un defecto, es esencial para estudiar, aunque este sitio no tiene porqué ser siempre el hogar propio.

4. Los compañeros y los profesores también ejercen su influjo que aumentará o no el deseo de aprender más, de comunicar esos nuevos conocimientos.

5. Igualmente ejercen una gran influencia los padres.

6. También las costumbres sociales de su comarca.

7. El ambiente íntimo también hay que tenerlo en cuenta, es decir, las condiciones internas de la persona que incluirían: nivel de motivación hacia el estudio, objetivo final al que se quiere llegar, la capacidad para afrontar los problemas y solucionarlos, el convencimiento de que el estudio es una verdadera profesión y tiene sus dificultades.

8. El ambiente físico, es decir, nuestras condiciones físicas y el lugar de estudio.

Recomendaciones generales

Hay que procurar que el cuerpo esté cómodo y saludable al ponerse a estudiar. Una buena silla e iluminación son piezas claves.

1. No estudiar después de una comida fuerte pues el sopor es inevitable, aunque tampoco cuando se tiene mucha hambre. Si se estudia antes de las comidas es adecuado tomar algo de miel, dátiles o uvas, para asegurar la cantidad de glucosa en sangre necesaria.

2. No estudiar bajo emociones, salvo que sea placenteras.

3. No beber alcohol, ni siquiera cerveza.

4. No considerar nunca que el tabaco relaja.

5. El café se puede tomar en dosis pequeñas, no más de tres tazas al día.

6. Tampoco es adecuado después de dormir mucho o demasiado poco.

7. Mantener el cuerpo en forma haciendo ejercicio o con pausas de estiramiento profundo.

8. Practicar una buena respiración.

9. Llevar una dieta saludable con alimentos ricos en vitaminas B y fósforo.

10. El sitio donde se desarrolla la verdadera tarea del estudiante es frente a su mesa de trabajo. Por tanto, cada uno la ordenará según sus hábitos.

11. La luz mejor lateral o en el techo, nunca frontal que incida en los ojos.

12. El silencio es imprescindible, aunque hay quien se relaja con música clásica o sonidos de naturaleza. El murmullo de las olas del mar es especialmente recomendable.

13. Todo el material al alcance de la mano, aunque si la enciclopedia está lejos mejor, pues así nos podemos levantar de vez en cuando.

14. Si es posible, pintar la habitación de verde, azul o amarillo.

Organización y planificación

- El primer paso es planificar nuestro trabajo.

- Hay que marcarse un horario, aunque no excesivamente rígido.

- Necesitamos una motivación psicológica para cumplir este horario

- Hemos de evitar malgastar el tiempo.

- Lo tenemos que considerar como un trabajo cualquiera a sueldo.

La rutina permite la concentración pues el cuerpo se habitúa y...

- Ayuda a crear el hábito del estudio.

- Con el tiempo, el cuerpo demanda el estudio.

- Permite estudiar lo justo en el tiempo necesario.

El horario lo podemos ajustar según estas consideraciones:

- Cada día tendrá una hora definida para el estudio.

- Debe haber al menos cinco días semanales de estudio.

- No debemos apartar el resto de las actividades, pues no todo en la vida es el estudio.

- Tenemos que poner más interés en las asignaturas más complicadas para nosotros, aunque nos sintamos más a gusto con las otras.

- Los días que no queramos estudiar, los podemos dedicar a las asignaturas más placenteras pues también son importantes.

- Alternando los estudios con las tareas escritas, el trabajo se hará más agradable.

- Debemos saber si es mejor estudiar juntas materias similares o alternarlas. También es útil dedicar un día concreto a cada materia, eligiendo las más complicadas al principio de la semana, cuando la mente y el cuerpo están descansados.

- No olvidar el ocio y el ejercicio físico.

- Es importante la puntualidad y mantener el ritmo de estudios.

- No estudiar cuando estemos enfermos, salvo que nos agrade hacerlo desde la cama.

- No poner excusas frecuentes para no estudiar.

Causas del fracaso en nuestros propósitos:

1. Distraerse con los pensamientos.
2. Los ruidos de nuestra habitación o externos.
3. La presencia de personas.
4. Las interrupciones.
5. El incumplimiento del horario.

Claves para cumplir el horario:

- Estudiar solamente las horas que el cuerpo y la mente admiten ese día.

- Fijarse metas y deseos muy concretos, visualizando el triunfo.

- Más que estudiar muy seguido, es mejor intercalar más descansos.

- Ponerse lo más confortable posible.

- Realizar ejercicios de memorización, concentración, respiración y relajación.

- Buscar siempre las horas de estudio más idóneas.

- Crear un hábito nuevo corporal, que le obligue a necesitar el estudio.

- Controlar el pensamiento cuando viaja a las estrellas o los amores.

- Hacer comprender a la familia y a los amigos la importancia de estudiar, para que respeten dicha actividad y la apoyen.

- Considerar los estudios casi como un retiro filosófico.

- Relacionarse con personas que sientan las mismas inquietudes.

- Evitar la fatiga corporal, bien sea planificando mejor el estudio, durmiendo más, o tomando suplementos dietéticos.

- Ser flexible y no comportarse como una máquina.

UTILIZA EL DESCANSO
ADECUADAMENTE

Lo mismo que hay personas que convierten las anheladas vacaciones en un maratón titánico de visitas y juegas, existen estudiantes que creen que machacarse cuerpo y mente es la mejor manera de sacar provecho de los estudios.

Como dijo alguien (a lo mejor fui yo mismo), descansar es hacer algo distinto, y el descanso del trabajo intelectual implica un cambio para el cuerpo y la mente. Para el cuerpo existen multitud de ejercicios y tablas gimnásticas, aunque personalmente siempre recomiendo el estiramiento, verdadera pieza clave para relajarse y poner el cuerpo en forma.

El ejercicio adecuado

Ya hemos dicho que no hay un ejercicio perfecto para el ser humano, mucho menos la natación, aunque hay algunos que se aproximan un poco a la esencia de nuestras capacidades. Un ejercicio para que sea completo debe ser:

1. Placentero para el cuerpo y la mente

2. Obligar a un mínimo de concentración para no ser aburrido.

3. Nunca competitivo

4. Con posibilidades de realizar cambios periódicos

5. Individual si es posible

6. Mejorar toda la musculatura corporal sin hipertrofiarla

7. Potenciar el equilibrio, la coordinación y la plasticidad

8. Aumentar la velocidad en los movimientos y, simultáneamente, ser capaz de relajarnos y de que podamos mejorar la precisión

9. Debe mejorar los reflejos

10. También nos debe aumentar la potencia y la resistencia anaeróbica y aeróbica

Elasticidad estática

Los ejercicios estáticos se deben hacer de manera lenta, durante siete a treinta segundos, tratando de forzar la posición natural del músculo. Son bastante seguros al carecer de movimiento, especialmente si se hacen en solitario, sin ayuda de un compañero. Pasar de la relajación al estiramiento es cosa fácil y solamente requeriremos la ayuda de alguien cuando queramos progresar un poco más, especialmente para que nos ayude en aquellas posiciones o músculos en los cuales nos sea difícil conseguir un buen estiramiento por nosotros mismos.

Cuando estiremos con ayuda deberemos ser nosotros quienes dirijamos el estiramiento, el modo y la intensidad, ya que no hay un cuerpo igual a otro, mucho menos cuando nuestro ayudante tiene una edad diferente a la nuestra. Una ventaja de estirar a dúo es que podemos relajarnos totalmente mientras nos estiran y aprovechar para colocar cada parte de nuestro cuerpo (dedos, columna) en mejor posición.

La respiración deberá ser rítmica y sosegada, procurando que las presiones se hagan en los momentos de espiración, que es cuando los músculos están más sueltos. La presión deberá aumentarse hasta que notemos una ligera molestia, momento en el cual pararemos y trataremos de permanecer en esa posición algunos segundos. El dolor, aunque pequemos de reiterativos, está prohibido y solamente nos acarreará problemas.

Si vamos a realizar estiramientos todos los días, deberemos trabajar un grupo muscular cada día, pasando al día siguiente al que tengamos más próximo, ya que así aprovecharemos las ganancias que hayamos logrado antes. Los principiantes no deben insistir mucho en sus ejercicios, ya que al cuerpo hay que darle tiempo para que cambie y, lo mismo que no se puede aprender un deporte en un mes, la elasticidad tampoco se puede ganar en ese tiempo. La impaciencia nos hará lesionarnos y retroceder en el progreso logrado.

No hay que olvidar trabajar algo cada día los brazos, pechos y espalda, aun cuando aparentemente no los consideremos necesarios para la buena elasticidad general. La buena elasticidad, insisto, es cuestión de todos los músculos, no de unos pocos. Aquellos que ya lleven al menos dos años de práctica, pueden hacer cada día un total de ocho y diez estiramientos en cada masa muscular y solamente cuatro para los pequeños o menos importantes. Incluso pueden trabajar varias veces al día la elasticidad, procurando, eso sí, no sentir dolor alguno en sus ejercicios.

Sabremos que nuestro trabajo es correcto cuando podamos mantener posiciones que antes nos parecían imposibles en estado total de relajación y durante treinta segundos. Una vez que hayamos aprendido a relajarnos en posiciones aparentemente molestas, la tensión y el estrés pueden ser eliminados totalmente. Trabajando así conseguiremos evitar también uno de los males más habituales, como son las contracciones musculares y los agarrotamientos. Si el estiramiento se realiza lentamente y sin dolor, estos problemas nunca aparecerán.

Estiramientos dinámicos

Nos referimos ahora a los estiramientos en movimiento, aquellos en los cuales vamos a estirar los músculos gracias a movimientos amplios de las zonas interesadas. Para este tipo de ejercicio se hace imprescindible tener muy en cuenta las articulaciones, puesto que ellas nos van a indicar antes que los músculos cuál es nuestro límite y cuál debe ser el movimiento correcto a efectuar. Cualquier molestia en una articulación será la señal de que no estamos trabajando bien.

Podemos movernos procurando ganar amplitud en el músculo o también ganando en velocidad. Aunque en el trabajo de elasticidad casi siempre los movimientos son muy lentos, no podemos olvidar que, durante la práctica de un deporte, o incluso en la vida diaria, nos moveremos a velocidades altas en ocasiones, lentas en otras, y muy precisas en algunas, y el músculo debe estar preparado para ello.

Por eso el estiramiento en movimiento se rige por

distintas reglas que el estático y aquí no hay que buscar la lentitud y la suavidad como base, sino que debemos acostumbrar a nuestros músculos a que se estiren con rapidez. Como todo, esto también se puede lograr con mucho tiempo de trabajo, ya que los músculos guardan un tipo de memoria en su estructura celular y responderán con eficacia al trabajo exigido si antes les hemos entrenado para ello.

¿Es necesario un ayudante en los ejercicios en movimiento? En principio parece ser que no, aunque su ayuda nos será de utilidad en ciertos casos. Con su presencia nos marcará los límites a superar y nos indicará el movimiento correcto, especialmente en las primeras sesiones. Es como cuando entrenamos con pesas: al principio es necesaria la presencia del instructor para que todo salga bien y posteriormente podemos seguir ya en solitario.

Existe, no obstante, otra serie de ejercicios, ampliamente conocidos, con los cuales es normal trabajar con ayuda. Las flexiones de espaldas, los balanceos de rodilla, las elevaciones de pierna desde el suelo y hasta las torsiones del tronco, pueden hacerse con mayor precisión y eficacia si trabajamos con un compañero.

El dolor muscular

Una de las causas principales para acudir a un programa de estiramientos es el dolor, especialmente aquel que limita nuestras facultades musculares y que nos impide disfrutar de nuestras horas de ocio. Ahora ya sabemos que este programa puede disminuir y frecuentemente anular el dolor articular y muscular.

El dolor puede aparecer de tres formas:

1. Estando parados, tumbados o sentados.
2. Al realizar incluso un esfuerzo moderado.
3. Cuando comenzamos a movernos después de horas o minutos de inmovilidad

Hay dolores que se alivian inmediatamente mediante los estiramientos, como un calambre, una contractura y posiblemente una tortícolis. También se puede aliviar una articulación dislocada bruscamente o una moderada luxación. Lo que sabemos con certeza es que un estiramiento bien dirigido alivia cualquier tipo de dolor muscular o articular, e incluso es capaz de evitar su nueva aparición.

Los 29 movimientos mágicos

No le voy a proponer ahora ninguna tabla de gimnasia agotadora y ni siquiera va a tener que derramar una gota de sudor. Es más, el cansancio está totalmente prohibido en estos 29 movimientos mágicos. Deberá hacer los ejercicios lentamente, incluso algunos solamente poniendo sus músculos en tensión, sin moverlos, ya que lo que se pretende es tonificar, aumentar el riego sanguíneo, endurecer y mejorar la elasticidad. Su apariencia externa es posible que apenas se modifique con estos ejercidos, pero su salud y sus habilidades físicas mejorarán rápidamente. Después de apenas un mes de práctica diaria se quedará asombrado de lo que estos 29 movimientos, que apenas le exigirán media hora al día, podrán hacer por su cuerpo.

No se olvide de las tres reglas básicas:

Realice los movimientos con lentitud.
No se canse.
No aplique excesiva fuerza.

EJERCICIO UNO
Mejoramiento del pectoral

Coja una cuerda o mejor aún una goma, con las dos manos y pásela por la espalda. Cierre los brazos hacia el pecho, manteniendo los codos horizontales.

EJERCICIO DOS
Mejoramiento del tríceps

Con la misma goma, ahora estire uno de los brazos al frente, como si quisiera empujar algo. Después cambie al otro brazo.

EJERCICIO TRES
Mejoramiento del tríceps y pectoral menor

Ahora estire ambos brazos al frente, bien juntos.

EJERCICIO CUATRO
Mejoramiento de los músculos oblicuos

Sujete la goma con el pie y baje la mano contraria todo lo que pueda. Después, cambie de mano.

EJERCICIO CINCO
Mejoramiento del pectoral

Junte las palmas con los codos horizontales y haga presión durante 30 segundos.

EJERCICIO SEIS
Mejoramiento del pectoral menor

Con las manos en las caderas lleve los codos hacia delante y mantenga la posición unos segundos.

EJERCICIO SIETE
Mejoramiento del abdominal inferior

Tumbados en el suelo, manos en la nuca, eleve las dos piernas juntas y manténgalas en el aire sin moverlas.

EJERCICIO OCHO
Mejoramiento del abdominal superior

Las manos en la nuca, sin tensión, piernas flexionadas y la espalda ligeramente levantada del suelo. Manténgase en esta posición, sin moverse, todo el tiempo que pueda.

EJERCICIO NUEVE
Mejoramiento de los serratos

Ahora haga como si empujara una pared imaginaria.

EJERCICIO DIEZ
Mejoramiento del cuadriceps y abdomen inferior

En pie, mantenga la pierna totalmente estirada a la máxima altura, durante algunos segundos. Luego con la otra pierna.

EJERCICIO ONCE
Mejoramiento del abdomen inferior y el equilibrio

La pierna flexionada, a la máxima altura, con las manos en la espalda, permaneciendo así algunos segundos. Después, cambie de pierna.

EJERCICIO DOCE
Elasticidad de cintura

Con los brazos a los costados, baje lentamente todo lo que pueda. No de tirones ni rebotes. Cambie de lado.

EJERCICIO TRECE
Mejoramiento de abductores

Ponga ambas manos en la parte lateral de las rodillas flexionadas. Empuje hacia dentro mientras que las rodillas tratan de hacerlo hacia fuera.

EJERCICIO CATORCE
Potenciación de abductores

Tumbados lateralmente, subimos una pierna y ponemos la mano en la rodilla. Mientras la pierna trata de subir, la mano se lo impide.

EJERCICIO QUINCE
Mejoramiento de aductores

Ahora ponemos las manos dentro de las rodillas flexionadas. Tratamos de cerrar las piernas, pero las manos se lo impiden.

EJERCICIO DIECISÉIS
Mejoramiento del trapecio

Ponemos una mano en la nuca y con la cabeza hacemos fuerza hacia atrás.

EJERCICIO DIECISIETE
Potenciación del trapecio

El codo arriba, horizontal, y una mano detrás del brazo. Hacemos fuerza para llevar el brazo atrás, pero la mano se lo impide. Cambiamos después de brazo.

EJERCICIO DIECIOCHO
Mejoramiento de los dorsales

Una mano sobre la otra y los brazos estirados al frente. Hacemos fuerza hacia el suelo como si empujásemos algo invisible.

EJERCICIO DIECINUEVE
Dorsal ancho y trapecio

Nos agarramos las manos detrás y tratamos primero de separarlas y luego las empujamos una contra otra.

EJERCICIO VEINTE
Mejoramiento del deltoides

Ponemos el codo horizontal y una mano sobre el brazo. Ahora tratamos de subir el brazo, pero la mano se lo impide. Luego cambiamos de brazo.

EJERCICIO VEINTIUNO
Mejoramiento del tríceps

Un brazo flexionado mientras que la mano del otro le sujeta. Ahora tratamos de estirarlos al frente, pero la otra mano se lo impide. Luego cambiamos de brazo.

EJERCICIO VEINTIDÓS

Potenciación del tríceps

Nos agarramos las manos por detrás de la nuca y mientras un brazo trata de estirarse el otro se lo impide.

EJERCICIO VEINTITRÉS
Mejoramiento del bíceps

El codo flexionado, con la palma hacia arriba y la otra mano encima de la muñeca. Hacemos fuerza para doblar el codo, pero la otra mano se lo impide. Luego cambiamos de brazo.

EJERCICIO VEINTICUATRO
Mejoramiento de glúteos

Apoyados en la pared, como si estuviéramos sentados, con la espalda recta. Nos mantenemos en esa posición el máximo tiempo posible.

EJERCICIO VEINTICINCO
Mejoramiento de los gemelos

Nos ponemos de puntillas y aguantamos así todo el tiempo posible.

EJERCICIO VEINTISÉIS
Mejoramiento del equilibrio

Una pierna ligeramente flexionada y la otra enlazada a la altura de la rodilla. Para no caernos, miramos a un punto concreto.

EJERCICIO VEINTISIETE

Mejoramiento de la fuerza

Un niño pequeño nos puede servir para ganar potencia. Le mantenemos en el aire con nuestro antebrazo, pero teniendo el codo horizontal al suelo y separado de nuestro cuerpo.

EJERCICIO VEINTIOCHO
Mejoramiento de la elasticidad

Con las manos entrelazadas estiramos los brazos lentamente hacia arriba y los dejamos así un minuto.

EJERCICIO VEINTINUEVE
Elasticidad de piernas

Ponemos las piernas separadas, bien rectas, y bajamos la espalda lentamente, sin rebotes ni tirones. Mantenemos la posición un minuto sin arquear la espalda ni bajar la cabeza.

AHORA, VAMOS A RELAJARNOS UN POCO

También puede hacer ejercicios de relajación, incluso cuando estamos sentados estudiando. Siga los siguientes consejos si cree que no se considera apto para los ejercicios anteriores:

Sentarse adecuadamente

Nos pasamos más tiempo sentados que en pie y la mayoría de las personas más horas en la cama que sentados. Aún así, el orden de importancia no está de acuerdo con las horas que invertimos en cada cambio de postura. Estas son algunas recomendaciones importantes para lograr que el estar sentados se convierta en un placer, no en una tortura para nuestro cuerpo.

- Nunca se deje caer bruscamente sobre un asiento, aunque esté sumamente cansado. Hágalo lentamente y concéntrese en encontrar la postura más cómoda.

- No se apoye sobre una sola zona de su cuerpo, normalmente los glúteos, y procure repartir el peso lo mejor posible. Si el asiento tiene apoyabrazos utilícelos si están a la altura adecuada y si no es así, siga las siguientes recomendaciones:

- El apoyabrazos debe cumplir su misión que no es otra que el mantener los antebrazos apoyados. Ni debe estar tan alto que nos levante los hombros, ni tan bajo que la muñeca esté más baja que el codo. Si no dispone de unos apoyabrazos adecuados y va a permanecer sentado en esa silla muchas horas al día, deberá dedicar unos minutos por lo menos a conseguir una posición adecuada. Recuerde: que no tenga que levantar los hombros, que la muñeca y el codo estén al mismo nivel y que no se vea obligado a sacarlos para fuera porque el sillón es demasiado ancho para su cuerpo.

- El asiento no debe ser totalmente horizontal, sino inclinado ligeramente hacia delante y levantado de atrás. De lo que se trata es de conseguir que los glúteos estén algo más altos que la rodilla; así desplazaremos el peso del tronco hacia las piernas y aliviaremos las vértebras sacras y cervicales. Un simple cojín en la parte trasera del asiento puede ser suficiente.

- La dureza del asiento también es muy importante y es mejor pecar de blando que de duro. Elija una almohadilla que sea progresiva, suave en la primera capa y enérgica en las demás.

- Nunca se siente sobre plásticos o skay. Impedirán que transpire la piel, la cual se calentará demasiado provocando problemas circulatorios y ablandará los tejidos cutáneos. Muchas hemorroides crónicas son consecuencia de sentarse habitualmente en un asiento cuyo tejido no es transpirable y que genera calor. Si no puede cambiar de asiento ponga una gamuza de algodón.

- El respaldo deberá servir de apoyo a toda la espalda, incluidos los riñones. Hay que procurar que por un diseño mal entendido la parte de arriba del respaldo empuje la espalda hacia delante.

- Es importante también que no dejemos tan relajado al abdomen que se deforme y nos empuje todo el cuerpo hacia abajo. Hay que tener en cuenta que tenemos que luchar siempre contra la fuerza de la gravedad para mantenernos con un mínimo de rectitud, aunque no con tanto esfuerzo como para estar en tensión.

- Las piernas pueden estar simplemente sueltas o con los tobillos entrecruzados, pero nunca con un muslo encima del otro ya que eso dificulta la circulación de retorno.

- Si vamos a escribir no será el cuerpo el que se aproxime a la mesa sino al revés.

De vez en cuando nos relajaremos realizando los siguientes ejercicios:

1. Nos ponemos las manos en la nuca, pero sin apenas tocar el cuello.

2. Elevamos ambos brazos hacia arriba, inspirando al mismo tiempo. Cuando los bajamos, espiramos.

3. Tratamos de tocar el techo con una mano y alternativamente con la otra.

4. Empujamos una pared imaginaria con la palma de ambas manos, al mismo tiempo que expiramos con fuerza.

5. Ahora realizamos el empuje a los lados, con los brazos horizontales siguiendo la línea de los hombros.

6. Recogemos fuertemente las piernas hacia nosotros.

7. Movimiento a la inversa, estirando las piernas al frente.

8. Arqueamos el cuerpo hacia atrás, en la silla.

DETALLES PARA UN ESTUDIO EFICAZ

Indudablemente, algo deben tener aquellos estudiantes que sacan buenas notas, además de la genética, que les hace aprovechar sus horas de estudios. Estos son algunos datos que conocemos:

- Pueden ser sus circunstancias personales, tanto a nivel de familia, como de carácter. Indudablemente un chico que tiene una familia estable, cariñosa y sin problemas económicos, aporta un entorno mejor que quien pasa penurias o asiste a disputas conyugales.

- El ambiente externo, los amigos y el mismo colegio, influyen frecuentemente más aún que la propia familia, por lo que si todo está en su favor su mente estará igualmente lo suficientemente despejada como para concentrarse en los estudios.

- Suelen ser estudiantes que organizan perfectamente su tiempo libre, además del relativo a los estudios. Nunca encuentran una excusa lo suficientemente buena como para romper su rutina escolar.

- La mayoría no tienen aún pareja estable, lo que les aparta de una fuente habitual de tensiones emocionales.

- No suelen distraerse en sus estudios, pues su capacidad de aislamiento es muy alta, incluso con ruidos alrededor.

Factores que hay que potenciar mediante un método o sistema adecuado

Aprender

Se confunde habitualmente con memorizar, pero esto solamente implica un acto puramente cerebral y nunca de asimilación. Las materias hay que entenderlas hasta tal punto que se pueda hablar ampliamente de ellas sin recitar de memoria los textos. Esa es la misión de las tesis, en las cuales se calibra perfectamente si el alumno ha entendido el texto y no solamente memorizado.

Atención

Se refiere a mostrar el suficiente interés por una materia como para fijarse en ella. Este es el primer paso. La atención para el estudio es premeditada, pues tenemos un interés previo para ello, aunque no siempre es voluntario y. en ocasiones se muestra forzado por las circunstancias. Indudablemente es diferente a cuando escuchamos un sonido imprevisto o vemos una escena que nos motiva nuestro interés. Estos actos son involuntarios, lo contrario que el estudio, el cual requiere previamente escoger el motivo de nuestra atención, lo que supone un esfuerzo.

Concentración

Es la acción y efecto de concentrar o concentrarse. Es reflexionar y atender, reunir en un solo punto algo que está disperso. La concentración estudiantil debe ser lo suficientemente prolongada como para poder memorizar lo que estamos aprendiendo. Si nuestra atención es adecuada o lo suficientemente motivadora, la concentración nos permitirá aislarnos del entorno y será difícil que los estímulos externos nos aparten del estudio.

Motivación

Se trata del ensayo previo para realizar voluntariamente algo. Estas personas no necesitan de estímulos externos ni siquiera de apoyos al estudio de otras personas, pues su inclinación es un acto de reflexión y por ello están lo suficientemente motivados. Una manera de motivarse un alumno mayor es pensar en los beneficios que obtendrá laboralmente y socialmente cuando consiga acabar sus estudios. Visualizar ese modo de vida por el cual ahora está luchando y sacrificándose, es un buen sistema.

USAR LA MEMORIA EFICAZMENTE

"Quién ha visto mucho habrá recordado mucho"
Jean de la Fontaine

Siglas

Una sigla es una combinación inventada de letras. Es la letra inicial que se emplea como abreviatura de una palabra. El rótulo o denominación que se forma con varias siglas y cualquier signo que sirve para ahorrar letras o espacio en la escritura.
Cada palabra es una señal para una idea que necesita recordar. Ejemplo: disparo es una sigla sobre cómo

disparar un rifle: respiración, relajación, apuntar, ver, disparar.

Acróstico

Es una frase inventada donde la primera letra de cada palabra es una señal a una idea que necesita recordar. Se aplica a la composición poética cuyas letras iniciales, medias o finales de los versos, forman un vocablo o una frase.

TÉCNICAS DE MEMORIA Y MNEMOTÉCNICA

Rima-clave

Para pedir primero algo de una lista memorice las palabras importantes que puedan asociarse con números.

Por ejemplo, comida con uno; zapato con dos, obligar a refugiarse en un portal con tres, puerta con cuatro, enjambre con cinco, etc., Luego cree una imagen de los artículos que necesita recordar con palabras claves. Por ejemplo, si tuviera que recordar las cuatro comidas básicas agrupadas, carne, pescado, cereales, frutas y verduras, imagine ganado con zapatos, un saco de grano suspendido en un árbol, y abriendo una puerta que da a un cuarto lleno de frutas y verduras.

El método de sitios

Para aproximadamente veinte artículos. Seleccione cualquier lugar que haya tenido que emplear mucho tiempo para memorizarlo. Imagínelo atravesándolo y seleccionando lugares claramente definidos, la puerta, sofá, refrigerador, estante, etc. Imagínese poniendo objetos que necesita recordar en cada uno de estos lugares atravesando esta situación en un camino directo. Ahora necesita un camino directo normal y situaciones claramente definidas para que pueda resultar fácil recuperar estos objetos.

Por ejemplo, si tuviera que recordar a George Washington, John Lennon, y Marilyn Monroe, podría imaginarse caminando a la puerta de ese lugar y viendo un dólar pegado en la puerta. Cuando abre la puerta allí estará Washington reclinando en el sofá, Lennon leyendo y Marilyn comiendo.

El método Keyword

Primero, después de considerar la palabra extranjera que necesita recordar, seleccione una palabra importante en español que se parezca a esta palabra extranjera.

Luego, piense en una imagen que involucre una palabra con el significado español de la palabra extranjera.

Por ejemplo, considere la palabra española "cabina" como "cabina telefónica." Para la palabra en inglés, podría pensar en "taxi en una cabina", inventando una imagen de un taxi que intenta encajar en una cabina telefónica. Cuando vea la palabra "cabina" en el examen, debe poder revocar la imagen del taxi para así poder recuperar la definición "cabina telefónica."

La técnica de la imagen-nombres

Para recordar nombres simplemente invente cualquier relación entre el nombre y las características físicas de la persona.

Por ejemplo, si tuviera que recordar el nombre Isabel, puede arraigar el nombre en su memoria notando que ella tiene "rizado" el pelo alrededor de sus orejas.

Encadenando

Una lista. Cree una historia donde cada palabra o idea que tiene que recordar le proporcionen una señal para la siguiente que necesita revocar.

Si tuviera que recordar las palabras cuánticas, oreja, mujer y España, podría inventar una historia sobre una mujer que estudia física cuántica, que escucha tras las puertas de su casa, y que vive en España.

ORGANIZACIÓN

Proyectos de Estudio
Empiece temprano, pues nunca es demasiado temprano para empezar.

Empezando temprano tendrá más tiempo para terminar el proyecto, y así conseguirá hacer un buen trabajo.

Esta mesa de tareas incluye una columna "cuando", para que ponga la fecha.

QUÉ	CÓMO	CUÁNDO
RESUMA LOS OBJETIVOS	Los objetivos deben ser inteligentes, fáciles de seguir, pertinentes, asequibles, mensurables y específicos.	Lo primero
DETERMINE LOS PROCESOS PARA LOGRAR OBJETIVOS	El proyecto debe disponer de herramientas atrevidas, de producción	Con antelación

	(proceso de palabras, software), etc; así como fases de desarrollo (secuencias y horarios)	
VERIFIQUE CON SU INSTRUCTOR	Puede ser el de su clase u otro particular. En ocasiones, la familia.	Tan a menudo como necesario
INVESTIGACIÓN	Investigación de las materias en su propio libro de texto, en la biblioteca, en Internet, o entre sus amigos.	Siempre que pueda
INVESTIGACIÓN/ DESCUBRIMIENTO DEL ANÁLISIS	Planee para las horas libres. Pida ayuda Analice con enciclopedias	Cuando necesite un cambio en su rutina
PERFECCIONE EL "PRODUCTO"	Realice una tesis Temas individuales	Cuando crea saberlo todo
PRESENTACIÓN		

DEL DOCUMENTO ESCRITO	Ponga un párrafo de apertura El contenido general Sus propias conclusiones	Solamente cuando esté seguro
DOCUMENTOS & BIBLIOGRAFÍA	Las materias académicas conviene que estén apoyadas por amplias referencias bibliográficas	Esto lleva tiempo
PRUEBA	Realice un ensayo general con la ayuda de alguien cualificado.	Cuando aún tenga tiempo de rectificar
REPASE Y EVALÚE	Sean cuales sean los resultados, repase y autoevalúe su trabajo	Cotidiana-mente
RESUMEN	Aunque parezca que todo ha acabado posiblemente aún quede algo por hacer.	El último vistazo

ENSAYE (PRESENTACIÓN)	Realice un ensayo lo más aproximado posible a la prueba real	Cuando aún pueda rectificar
PRESENTE EL PRODUCTO FINAL	Esté convencido de que todo saldrá perfectamente.	No se precipite
CELÉBRELO	Estamos seguros que será un éxito, así que prepare la celebración.	Justo unas horas antes

ORGANIZACIÓN PARA LOS EXÁMENES

El estudio es más meritorio que el sacrificio
Proverbio hebreo

- Empiece repasando: Esto habrá de hacerlo antes pues así dará tiempo a su cerebro para estar cómodo con la información.

- Adquiera una conducta de sesiones diarias para revisiones cortas. Todo irá mejor si se especializa en un sistema.

- Lea detenidamente el texto antes de memorizarlo. Esto le ayudará a identificar conceptos que el profesor considera importantes.

- Revise las notas inmediatamente después. Esto le servirá para identificar la información que no entiende mientras la conferencia todavía está fresca en su memoria.

- Cuando lo repase inmediatamente, tendrá tiempo para clarificar la información con otros estudiantes.

- Repase con un grupo. Esto le permitirá que otros aporten un material importante y datos que puede haber pasado por alto.

- Realice una revisión general lo antes posible que le permita consultar a su profesor durante sus horas de clase si necesario.

- Separe las materias de estudio en pedazos cortos y manejables, sobre todo antes de los exámenes.

- Dedique tres horas a estudiar por la mañana y tres por la tarde, pues serán más eficaces que estudiar seis horas seguidas. Estudiar mientras está fatigado física y mentalmente normalmente es una pérdida de tiempo.

- Estudie el material más difícil cuando esté más despejado

PREPARACIÓN PARA LOS EXÁMENES

Para hacer bien el examen debe aprender el material primero y entonces repasarlo antes de la prueba.

Éstas son técnicas para entender mejor su material:

- Repase sus notas poco después de la clase
- Revise las notas brevemente antes de la próxima clase
- Fije algún tiempo cada semana para una revisión más larga
- Organice sus notas, textos, y asignaciones
- Estime las horas que usted necesitará para repasar materiales
- Prepare un horario para cada materia con controles de tiempo
- Pruébelo en el material
- Termine estudiando el día antes del examen.

VOLUMEN DE LA PRUEBA

Preste atención particular a cualquier guía de estudio que el instructor presente fuera de la clase, antes del examen, o igualmente al principio del curso.

Por ejemplo:

- Los puntos importantes, capítulos particulares o partes de capítulos, folletos, etc.
- Pregúntele al instructor con anticipación a la prueba si falta algún tipo de información.
- Preste atención particular –con prioridad al examen- a los puntos que el profesor plantea durante las conferencias de la clase.
- Genere una lista de posibles preguntas que realizaría si estuviera haciendo el examen; entonces vea si puede contestar las preguntas.
- Repase las pruebas anteriores hechas por el instructor.
- Confiera con otros estudiantes para predecir lo que saldrá en la prueba.

Preste atención particular a pistas que indiquen lo que el profesor podría poner en los exámenes:

- Dice algo más de una vez
- Escribe material en la pizarra
- Toma pausas para que escriban notas
- Hace preguntas en la clase
- Advierte de que se pondrá eso concreto en el examen.

Repase las herramientas para las pruebas:

- Cree listas de comprobación.
- Identifique todo el material disponible, como las notas de la lista, fórmulas, ideas, y asignaciones personales del texto.
- Estas listas le permitirán dividir su estudio en partes cortas bien organizadas y más manejables que deben proporcionarle un plan de la revisión comprensivo con facilidad.

Cree notas de resumen y mapas

Brevemente exponga las ideas importantes del curso y las relaciones de estas ideas. Las notas al margen y los resúmenes deben permitirle desplegar las listas y jerarquías de ideas. La creatividad y un armazón visual le ayudarán a revocar estas ideas.

Grabe sus notas

Es conveniente que grabe en casete las partes más importantes de sus notas para que pueda repasar el material mientras camina por la calle o espera a alguien. Teniendo una cinta disponible con la información más importante le permitirá estudiar mientras camina y se relaja en un ambiente no académico.

Cree flashcards

Esta tarjeta ya sabe que sirven para las definiciones, fórmulas, o listas que necesita memorizar de manera especial. Ponga las preguntas en una cara y las respuestas en la otra. Las flashcards le permitirán que pruebe su habilidad, no sólo de recordar la información más importante, sino también su habilidad para recuperar la información desde el principio

ESTADO DE ANSIEDAD ANTES DEL EXAMEN

Lo importante es estar preparado

- Aprenda su material completamente

- Solamente recordará aquello que está en su mente

- Logre un buen sueño la noche antes del examen

- Acérquese al examen con confianza.

- Vea el examen como una oportunidad para mostrar cuánto ha estudiado y recibir un premio por el estudio bien hecho.

- No vaya al examen con el estómago vacío. Se recomienda tomar frutas y verduras frescas. Nada de comidas pesadas o con grasas.

- Las comidas que producen mayor tensión son las que incluyen comidas procesadas, dulces artificiales, bebidas carbonatadas, chocolate, huevos, fritos, comidas basura, la carne de cerdo, carne roja, azúcar, productos de harina refinada, comidas con aditivos químicos o especias pesadas.

- Tome un bocado pequeño, o algún otro alimento para ayudar a quitar de su mente esa ansiedad.

- Evite tomar muchos dulces que pueden agravar su digestión.

- Tómese tiempo suficiente, sobre todo para hacer aquellas cosas que necesita realizar antes del examen y trate de llegar allí temprano.

- Simplemente, relájese antes del examen.

- No intente hacer una última revisión en el último minuto.

Durante la prueba:

- Lea las preguntas cuidadosamente

- Calcule un tiempo para cada prueba.

- Cambie de posición para ayudar a relajarse.

- Si se queda en blanco, salte a la pregunta siguiente.

- Si está respondiendo una pregunta y se queda en blanco, escoja otra pregunta y escriba. Esto puede activar la respuesta en su mente.

- No sienta pánico cuando los demás estudiantes empiecen a entregar sus exámenes. No hay ningún premio por ser el primero en entregarlo.

Compruebe los centros locales o recursos que hay en su escuela para esta ayuda

Si es consciente que tiene un problema de ansiedad ante cualquier prueba, esté seguro que su maestro o instructor debe saberlo antes de que empiece cualquier comprobación y no la hora antes. Puede haber otras opciones para evaluar su conocimiento o actuación dentro de la materia.

PRUEBAS DE OPCIONES MÚLTIPLES

- Lea las preguntas cuidadosamente

- Sepa si debe marcar mejor una respuesta correcta o todas las respuestas correctas

- Sepa si la penalización por tener una respuesta incorrecta le costará más puntos que una respuesta en blanco.

- Lea la cuestión (la propia pregunta y las opciones) con tanto interés como las posibles respuestas.

- Use estas opciones para proporcionarle pistas indirectas sobre la respuesta.

- Si está inseguro de la respuesta correcta, tache las opciones que sabe están definitivamente equivocadas; entonces marque la pregunta para que pueda revisarla al final del examen.

Repase las respuestas que esté seguro son correctas, aunque posiblemente todas las opciones sean igualmente correctas

Si sabe que dos de tres opciones son correctas, todas las anteriores pueden serlo igualmente.
Si no está seguro sobre una respuesta concreta, repase las que considera sin lugar a dudas erróneas.

Si no tiene ninguna idea de la respuesta verifique las que parezcan iguales para encontrar la que considera la respuesta mejor entre ellas; verifique la opción más inclusiva, la opción que contiene la mayor información.

PRUEBAS DE RESPUESTAS CORTAS

El primer propósito de un instructor al realizar una prueba de respuestas cortas es utilizar todo el material.

Revise sus notas y vaya leyendo y apuntando:

- Prepárese para la prueba estudiando las hojas de anotaciones, pues condensan más información dentro.

- Intente ordenar el material.

- Use pistas gramaticales dentro de un texto que le sirvan como indirectas para la respuesta correcta.

- Si puede pensar en varias respuestas para una misma pregunta o la pregunta es muy corta, consulte a su instructor.

- Una suposición hecha con sentido común podría considerarse con más valor que si deja un espacio en blanco como respuesta.

- Escriba sus respuestas cortas en frases simples, telegráficas.

- La información condensada cuando escribe es más importante que el estilo literario.

EN EL EXAMEN LA ORGANIZACIÓN Y LIMPIEZA TIENEN MÉRITO

Antes de escribir:

Prepare un horario adecuado para contestar cada pregunta y revisar todas las preguntas

- Si seis preguntas han de ser contestadas en sesenta minutos, le permite sólo siete minutos para cada una.

- Si las preguntas son complejas, tenga en cuneta eso en su asignación de tiempo para cada pregunta.

- Cuando el tiempo para una pregunta se agota, deje de escribir, deje ese espacio, y empiece la próxima pregunta. Las respuestas incompletas pueden completarse durante el tiempo de la revisión.

- Seis respuestas incompletas normalmente recibirán más crédito que tres, completas.

- Lea una vez las preguntas y note si tiene cualquier opción válida para contestarlas.

- Las respuestas requeridas suelen ir seguidas de nuevas preguntas relacionadas.

- Apunte sus palabras importantes, inscripciones, etc, cuando están aún frescas en su mente.

- Por otra parte, estas ideas pueden bloquearse cuando llega el momento de responder las preguntas.

- Antes de intentar contestar una pregunta, póngalo en sus propias palabras.

- Ahora compare su versión con el original. ¿Significan lo mismo? Si no es así, ha leído mal la pregunta. Se sorprenderá cómo a menudo las respuestas no coinciden.

- Haga un contorno breve para cada pregunta

- A los maestros les influye el tamaño reducido, la integridad y claridad de una respuesta bien organizada.

- Escribir con la esperanza de que la respuesta es correcta le hará disponer mejor de su tiempo.

- Es mejor saber poco y poder expresarlo que mucho y poco explícito.

Escribir y contestar

- Empiece primero con una frase fuerte que declare la idea principal de la pregunta. Continúe este primer párrafo presentando puntos importantes.

Desarrolle su argumento

- Empiece cada párrafo con un punto importante de la introducción.

Desarrolle cada punto en un párrafo completo

- Use transiciones, o enumere, para conectar sus puntos.
- Recuerde su asignación de tiempo y organización.
- Evite declaraciones muy definidas cuando sea posible; una declaración calificada connota una actitud del filosófico, la marca de una persona educada.

Califique respuestas cuando tenga dudas

Es mejor decir "a finales del siglo 19" que decir "en 1894" cuando no estamos seguros de la fecha. En muchos casos, lo más importante es la fecha aproximada; desgraciadamente si pone 1894, y no es correcto, la descalificación llegará.

- Resuma en el último párrafo su idea central e indique por qué es importante.

TÉRMINOS DE DEFINICIONES O DIRECTRICES

Estas palabras son "directrices" y le piden que conteste, o presente información, en una dirección particular. Repáselos, y tome notas sobre las maneras diferentes de contestar a una pregunta.

Comparar:

Examine calidades, o características, describa parecidos. Comparar normalmente se declara como "comparar con", debe dar énfasis a similitudes, aunque pueden mencionarse diferencias.

Contraste:

Las desigualdades de tensión, diferencias, o desigualdad de cosas, calidades, eventos, o problemas.

Criticar:

Exprese su juicio, exactitud o mérito. Discuta las limitaciones y puntos buenos o contribuciones del plan o trabajo en cuestión.

Definir:

Las definiciones requieren ser conciso, claro, con significado autoritario. No se requieren detalles, pero deben citarse limitaciones breves en la definición. Debe tener presente la clase a la que una cosa pertenece y cualquier cosa que diferencie el objeto particular.

Describir:

En una respuesta descriptiva debe recontar, caracterizar, o relacionar en forma narrativa.

Diagrama:

Para una pregunta que requiere presentar un diagrama dibujado, trace, planee, o represente gráficamente su respuesta. Generalmente se espera que etiquete el diagrama y en algunos casos agregue una explicación breve o descripción.

Discutir:

El término discutir que aparece a menudo en algunas preguntas, implica examinar, analizar cuidadosamente, y considerar la posibilidad de que existan trampas con respecto a los problemas o artículos involucrados.

Enumerar:

La palabra enumerar especifica una lista o forma concreta de contestación. En cosas así, deberá recontar, uno por uno, en forma concisa, los puntos requeridos.

Evaluar:

Se espera que presente una apreciación cuidadosa del problema enfatizando ventajas y limitaciones en una pregunta del examen. La evaluación implica un uso autoritario sobre la apreciación personal sobre las limitaciones.

Explicar:

En respuestas explicativas es indispensable que clarifique e interprete el material que presenta. En semejante respuesta es mejor declarar el "cómo o por qué," para evitar cualquier diferencia de opinión. El objetivo es dejar claras las condiciones que dan lugar a cualquier cosa que esté examinando.

Ilustrar:

Se trata de una pregunta que le pide que ilustre la respuesta para explicar o clarificarla, bien sea mediante una figura, imaginación, o un diagrama concreto.

Interpretar:

Una pregunta de interpretación es similar a requerir una explicación. Se espera que usted traduzca, ejemplifique, resuelva, o comente el asunto normalmente para dar su juicio o reacción al problema.

Justificar:

Cuando le dicen que justifique su respuesta, debe demostrar sus decisiones. En semejante respuesta, la evidencia debe presentarse en forma convincente.

Lista:

Listar es similar a la enumeración. De lo que se trata es de presentar una serie detallada o tabulación. Siempre deben darse las respuestas en forma concisa.

Contorno:
Una respuesta de contorno es una descripción organizada. Debe dar puntos principales y materiales suplementarios esenciales y tiene que omitir los detalles menores, presentando la información con un arreglo sistemático o clasificación.

Demostrar:

Una pregunta que requiere prueba es una confirmación de las demandas o comprobación. En tales discusiones debe establecer algo con certeza evaluando y citando la evidencia experimental o por razonamiento lógico.

Relacionar:

En una pregunta que le pide mostrar la relación o relación, su respuesta debe dar énfasis a conexiones y asociaciones en forma descriptiva.

Revisión:

Una revisión especifica un examen crítico. Debe analizar y comentar brevemente en sucesión organizada los puntos mayores del problema.

Estado:

En preguntas que le piden especificar, declarar, o presentar, debe expresar los puntos altos en un informe, con una forma narrativa clara. Los detalles, y normalmente las ilustraciones o ejemplos, puede omitirse.

Resumen:

Cuando le piden resumir o presentar un resumen, debe realizarlo en forma condensada de los puntos principales o hechos. Todos los detalles, las ilustraciones y la elaboración minuciosa, serán omitidas.

Rastro:

Cuando una pregunta le pide que rastree un curso de eventos, debe dar una descripción de progreso, sucesión histórica, o desarrollo desde el punto de origen. Tales narrativas pueden requerir que sondee o deduzca.

PREPARÁNDOSE PARA EXÁMENES ORALES

Esto también puede ser adecuado para entrevistas de trabajo

El examen puede ser formal, o informal, pero debe considerar todos los exámenes y sus características para lograr una buena impresión. Para ambos tipos, debe escuchar cuidadosamente la pregunta, y contestar directamente.

Los exámenes orales formales siguen una lista de preguntas en un formato preparado.

El criterio para la evaluación es normalmente fijo en un formato, y puede ser competitivo. Para este examen tipo, si desea agregar alguna información o criterio personal, pida permiso primero como una cortesía.

Los exámenes orales informales son más abiertos, sus contestaciones son normalmente más largas, y las evaluaciones pueden ser más subjetivas.

Las respuestas son a menudo menos exactas, y se otorga también más valor por el modo en como resuelve los análisis y el método empleado, así como la comunicación interpersonal y presentación.

Hay tres componentes para que un examen oral tenga éxito:

Preparación

- Pregúntele a su maestro lo que entrará en el examen y estudie. Si usted no estudia, no lo hará bien.

- Escriba las preguntas que espera estarán en el examen.

- Discuta contestando técnicas con sus compañeros o con quienes ya han superado otras pruebas similares. Practique simulando el examen delante de un espejo para evaluar su estilo.

- Verifique la fecha, tiempo y situación; confirme esto con su instructor Si usa informática, proyección, u otros sistemas de comunicación, practique con el equipo el día antes, y verifique si puede también antes de la prueba si posible.

El examen

- Parezca un profesional de la escena. Cree una buena impresión. Vista bien y apropiadamente. Apague el teléfono móvil.

- Llegue al examen temprano para comprobar la situación, pero espere hasta su tiempo fijado para acudir a la cita.

- Éste es un tiempo para estar relajado y no empollar o repasar.

- El examen empieza en el minuto que usted se sienta. Ponga toda su atención en el instructor; parezca interesado y sonría. Mantenga una buena postura y el contacto de los ojos. Si hay distracciones (ruido fuera, etc,) puede mencionar su distracción y/o nerviosismo.

- La estancia está centrada a través de la entrevista. Sea un oyente inteligente, así como hablador.

- No pasee si no sabe una respuesta. Declare directamente que no la sabe, pero pregunte si pudiera perfilar cómo encontrar la respuesta para resolver el problema.

- Mantenga su auto-confianza y calma si siente que la entrevista no va bien. El entrevistador puede estar probándolo.

- Hay preguntas que requieren algo más que un "sí" o un "no."

- La tensión es positiva y no negativa. Es nuestro espíritu de supervivencia.

- Use dos o tres puntos claves o ejemplos para demostrar su conocimiento del tema requerido.

- Observe las señales de que algo va mal, como el entrevistador mirando el reloj, movimientos de la silla atrás, o preguntas cansadas en el tono.

- Pregunte si hay algo más que deba contestar para mejorar su evaluación. Agradezca al instructor su atención.

Continuación

- Resuma su actuación; dónde lo hizo bien o pobremente.

- Anote cómo puede hacerlo mejor la próxima vez.

- Anote si había un "evento" significativo durante la entrevista.

- Si tiene preguntas o comentarios sobre el material o su actuación, no dude en hablar con el instructor.

- No desafíe o critique al maestro, pero busque entender su actuación.

- Si tiene preocupaciones sobre una evaluación impropia después de hablarlo con su maestro, discútalos con él o pida consejo a una autoridad más alta.

EVITAR LA DILACIÓN

Quién no aplaza nada para mañana
ha hecho un gran trato
Baltasar García

La única manera de evitar la dilación es tener el proyecto a mano. Para hacer el proyecto a mano tiene que motivarse.

Hágase las preguntas siguientes:

- ¿Por qué estoy haciendo yo esto?
- ¿Qué pasa si yo no hago esto?
- ¿Qué pasará si yo hago esto más tarde?

Si contesta estas preguntas honestamente, comprenderá la importancia de comenzar ahora su tarea.

Premio y castigo

Cuando termine de realizar su tarea tiene que darse algún premio.
Si no completa el proyecto, niéguese ese premio.

Recuerde, no hay nadie aquí para sostener su mano

Si no completa sus tareas, fallará. La falta y las consecuencias serán exclusivamente suyas. Es mucho más fácil divertirse cuando no hay ningún proyecto en la parte de atrás de su mente. Termine sus proyectos para que su tiempo divertido sea más agradable.

UN SISTEMA DE ESTUDIO

El estudio es nada más
una posesión de la mente
Thomas Hobbes

- **Humor**
  Tenga un humor positivo para que pueda estudiar.
  Seleccione el tiempo apropiado, ambiente, y actitud.

- **Entender**
  Marque cualquier información que no entienda en una unidad particular.

- **Llamada**
  Después de estudiar la lección, deténgase y ponga lo que ha aprendido en sus propias palabras.

- **Compendio**

Remóntese a lo que no entendió al revisar la información.

El contacto con fuentes especialistas externas (ejemplo, otros libros o un instructor) pueden ser necesarios para que pueda entenderlo.

- **Extender**

 En este paso, pregúntese tres tipos de preguntas acerca del material estudiado:

1. ¿Si yo pudiera hablar al autor, qué preguntas le haría o qué crítica le ofrecería?
2. ¿Cómo podría aplicar este material en el que estoy interesado?
3. ¿Cómo podría hacer esta información interesante y entendible a otros estudiantes?

- **Revisión**
- Revise el material que ha estudiado. Recuerde qué estrategias le ayudaron a entender y a retener la información; aplique estas estrategias a sus futuros estudios.

PREPARÁNDOSE PARA EL APRENDIZAJE EN AULA

Comparado con las aulas de algunos países, en Estados Unidos las aulas tienden a ser más informales. Hay, sin embargo, algunas reglas básicas muy importantes que podemos recomendar:

Antes de la clase:

- Haga su tarea. Lea críticamente, forme sus propias opiniones.
- Repase sus notas de la conferencia anterior y léalas durante el día.
- Comunique inmediatamente con los profesores sobre cualquier problema del estudio.
- Prepare sus tareas antes de la clase: tenga un momento de silencio para recoger sus pensamientos y mentalmente preparar el tema.
- Escriba cualquier objetivo que le parezca importarte en su cuaderno de notas.
- Prepárese para una prueba próxima.
- Entienda cualquier concepto en particular.
- Manténgase al día en los temas que domine bien.
- Entienda y repase varias veces los textos.

En Clase:

- Llegue a tiempo para la clase. Los profesores no consideran su retraso ligeramente
- Colóquese en el aula donde mejor pueda entender la materia. Considere la situación mejor para:

  1. Escuchar
  2. Preguntar
  3. Visualizar todo el material

- Discuta las lecciones no sólo con el maestro sino también sus compañeros de clase

- Evite distracciones que pueden interferir con su concentración (echar una mirada alrededor del cuarto, hablar con un amigo, notas para juergas, soñar despierto)

EVALÚE LO QUE ESCUCHE

- Decida lo que es importante y póngalo en sus notas al salir.

- Escuche bastante tiempo hasta que entienda lo que dicen antes de escribir.

- Pregunte para clarificar sus preguntas, pero espere a los descansos en la plática de su instructor.

Repase sus objetivos a lo largo del periodo de clase

¿Han coincidido sus conclusiones con los comentarios introducidos por el instructor?
¿Ha divagado la clase hacia otros objetivos distintos suyos o del instructor?

Escriba una lista de deberes, entre ellos:

- Los deberes diarios
- Repasar los conceptos difíciles
- Unirse a grupos de estudio

Cítese con un compañero de estudio, o con su instructor. Un recurso a menudo pasado por alto es un compañero de clase que parece tener gran habilidad de una materia.

Periódicamente pregúntese si en el curso está encontrando sus objetivos.

Si encuentra que está descontento en general con una clase particular o curso, concierte una cita con el instructor para discutir sus expectativas. Cuanto más pronto mejor.

SUGERENCIAS PARA INFLUIR EN LOS MAESTROS

Me encanta aprender
para poder enseñar
Séneca

Cómo se comunique con su profesor afectará lo bien que lleve el curso. En general, los profesores suelen estar interesados con estudiantes que muestran un gran interés por el curso y hacen buenas preguntas. La mejor manera de seguir en esa línea es demostrar a su profesor que está interesado es ser un buen estudiante.

Lo siguiente son algunas estrategias para demostrar su interés y curiosidad:

- No critique, condene, o quéjese del maestro sobre sus cualidades: observe su trabajo, discútalo para mejorarlo, y sea comprensivo con él; también es un ser humano con vida personal y problemas.

- Permita que el maestro sepa lo que aprecia sobre el curso.

- Sonría.

- Sepa y llame al maestro por su nombre.

- Escuche lo que el maestro tiene que decir sobre usted.

- Hable en términos en los que el maestro está interesado.

- Permita que el maestro sepa lo que piensa de él, especialmente si es bueno.

- Evite defender a sus compañeros sistemáticamente. Sea objetivo.

- Si usted está equivocado, admítalo rápidamente y enfáticamente. Reconocer sus errores le hará más grande.

- Haga preguntas en lugar de dar órdenes.

- Intente ver el punto de vista del maestro honestamente.

- Permita al maestro saber que usted quiere terminar el curso bien y que valora su trabajo.

- Tenga siempre el libro de texto del curso en su mano cuando hable con su maestro del trabajo.

- Presente todas las asignaciones a tiempo a lo largo del semestre

LA ENSEÑANZA A DISTANCIA

La originalidad en la persona es su mejor beca.
Nnamdi Azikewe

Hay varias formas de cursos de educación de distancia:

- Cursos de estudio independientes.
- Cursos que se encuentran en situaciones múltiples en un momento específico por las conferencias, entrega de información de curso, y/o interacción del estudiante.
- Cursos que no se encuentran en ningún momento específico, en una o más situaciones.

La educación a distancia está basada en la premisa que los estudiantes están en el centro del proceso de aprendizaje, toman la responsabilidad de su propio aprendizaje, y trabajan a su ritmo y adaptado a sus necesidades. Esto proporciona autonomía e individualidad.

Factores positivos

Los estudios han mostrado que los estudiantes tienen una calidad de realización mejor en los cursos de educación a distancia si logran terminarlos, y eso les proporciona mejor autoestima.

Factores negativos

Los estudiantes tienden a aplazar y abandonar cuando llegan a los niveles más altos que en cursos tradicionales.

Condiciones para que un curso de educación a distancia tenga éxito:

Información necesaria

- El nombre del instructor, la situación de la oficina y horas, número del teléfono, número del fax, dirección de e-mail.
- El nombre de la academia, situación de la oficina y horas, teléfono, envíos de fax y de e-mail.
- Bibliotecario o investigador auxiliar.

Logística

- Materiales del curso que puede esperar
- Cómo recibirá los materiales del curso
- Cómo aprenderá y evolucionará

Requisitos técnicos

- Ordenador con el hardware adecuado, contacto por internet.
- Tipo del software y versión.
- Accesibilidad multimedia

Fíjese un horario para el trabajo

- Si no coincide con el programa de estudios del curso, eso se negocia o se verifica con el instructor o ambos

Fije el día de la semana para comunicaciones sobre el curso

El tipo de interacción entre estudiante y escuela hay que tenerlo bien definido, las discusiones sobre las materias, las correcciones, etc. A menudo le exigirán que trabaje en proyectos de grupo, lo que ahora se realiza sin problemas a través del Internet. Vea las guías en proyectos de grupo o clases presenciales.

Cambio del instructor

En un curso cara-a-cara, un instructor confía en la recuperación académica de los estudiantes, con preguntas o expresiones. En una situación a distancia esto es muy difícil, y usted tendrá la responsabilidad para informar al instructor cómo está haciendo el curso, bien sea por las pruebas o a través de conversaciones telefónicas o e-mail.

Progreso

- Informe del progreso:

  El instructor debe proporcionar los cambios necesarios para su progreso a través del curso.

- Pida un horario de evaluación, condiciones, y métodos para su progreso a través del material.

- Los métodos incluyen:

  Pruebas que reflejan la adquisición del conocimiento o las tareas
  Informes, proyectos, estudios adicionales, carpeta del curso, etc.
  Entrada cualitativa y cuantitativa en las discusiones del curso y proyectos

PENSAMIENTO CRÍTICO

Aprender sin razonar es una labor perdida
Confucio

HÁGASE LAS PREGUNTAS SIGUIENTES:

- ¿Cuál es el problema?
- ¿Qué conclusión saca el autor sobre el problema?
- ¿Cuáles son las razones del autor para creer en lo que hace?

Esté alerta al mal razonamiento, por ejemplo, tenga lástima del mal uso de las estadísticas, pues eso puede engañarlo.

- ¿Ha usado el autor hechos u opiniones?
- ¿Pueden demostrarse los hechos?
- ¿Ha usado el autor palabras neutras o palabras emocionales?

Los lectores críticos van más allá del idioma para ver si las razones están claras.

Características de los pensadores críticos

- Son honrados con ellos
- Se resisten a la manipulación
- Superan la confusión
- Hacen preguntas
- Basan los juicios en la evidencia
- Buscan conexiones entre los asuntos
- Son intelectualmente independientes

TOME NOTAS EN LAS CONFERENCIAS

Una buena estrategia a base de notas se traducirá en una mayor efectividad y economía de tiempo.

Tomar notas es la clave de las cinco "R's" del Sistema Cornell Notetaking de la Universidad de Dartmouth, Hannover, NH.

Registro, Reduzca, Recite, Refleje, Revise

Usted puede desarrollar su propio sistema basado en unas estrategias elementales:

- Consiga un cuaderno de hoja sueltas. Esto le permitirá agregar, anular, y repasar los datos con facilidad.

- Desarrolle un sistema organizado; añada títulos, la fecha, incluso los nombres de todos, incluyendo los alumnos y los invitados o adjuntos.

- Deja espacio en blanco suficiente para nuevos datos.

Piense en función de tres secciones principales:

- Un espacio central para identificar los puntos esenciales que capturen las ideas principales que no cite el disertante. Si quiere citar a alguien, traiga una grabadora si se lo permiten.

- Un espacio marginal para revisar o anotar lo que ha escrito y se ha unido a la información del texto u otras fuentes, agregando definiciones y condensando.

Si usted asiste a las conferencias y tiene dificultad para prestar atención a lo que está diciéndose:

- Antes de las conferencias, examine las notas de la conferencia anterior y lea el material del curso que pertenece a la conferencia.

- Si usted tiene preguntas sobre el material de la clase anterior o texto, pregúntele al instructor por ellos antes de la clase.

- Resístase a distraerse sentándose delante de todos y enfocando su atención en el instructor, escuchándole y tomando notas.

- Muestre interés durante las conferencias (expresión atenta y postura), tanto cuando asista como al salir.

- Tome buenos y concisos apuntes.

- Cuando sea apropiado, haga una pregunta, pida más claridad, o busque al instructor al salir.

- Planifique su horario para repasar las notas que ha tomado en la conferencia. Recuerde: todo se puede olvidar si transcurren más de 24 horas sin revisarlo.

- Fije una revisión semanal para cada curso.

DISCUSIONES Y PARTICIPACIÓN EN EL AULA

En el momento apropiado en discusiones del aula, no tenga miedo de expresar su opinión, aun cuando difiera de su profesor o compañero de clase. Su opinión puede y debe estar basada en el texto, otras lecturas, discusiones de clase, fuentes de la biblioteca, expertos en el tema, así como su propia experiencia.

- En clase, escuche cuidadosamente eso que el profesor u otros estudiantes están diciendo.

- Marque o haga notas de los puntos que desea contestar o discutir y recuerde:

  Una pregunta es tan valiosa como una opinión en el curso de la discusión. Demuestre que está intentando entender a otros, así como ser entendido.

- Introduzca su contribución con un resumen rápido de la discusión:

  "Creo haber entendido..." esto reitera el argumento del autor y demuestra que está intentando entenderlo, además de parecer comprensivo con lo que se ha dicho o de que lo compartirá con los otros.

- Sea exacto y claro cuando esté resumiendo y dando su opinión.

- Intente guardar sus comentarios al margen y no dude referirse a sus notas como algo lógico.

- Cuando haga un argumento, empiece con ejemplos del autor o maestro (la imitación puede ser una forma de lisonja), pero generalmente use sus propios ejemplos para mostrar su acuerdo con su punto de vista. Esto demuestra pensamiento independiente que suele valorarse muy bien.

- Después de que haya hablado, es apropiado pedir la opinión de lo que ha dicho.

- Si otros no lo entienden y así lo dicen, demuestran franqueza y diálogo.

¡Suerte en sus estudios y exámenes!

OTROS LIBROS DE SU INTERÉS

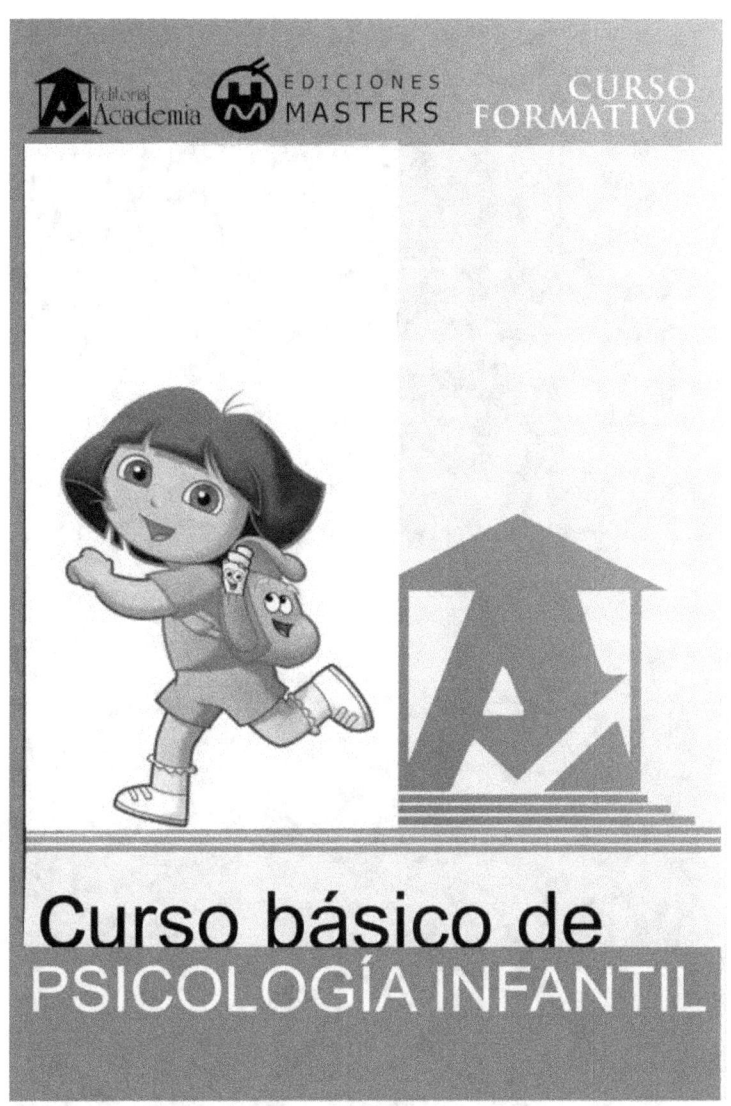

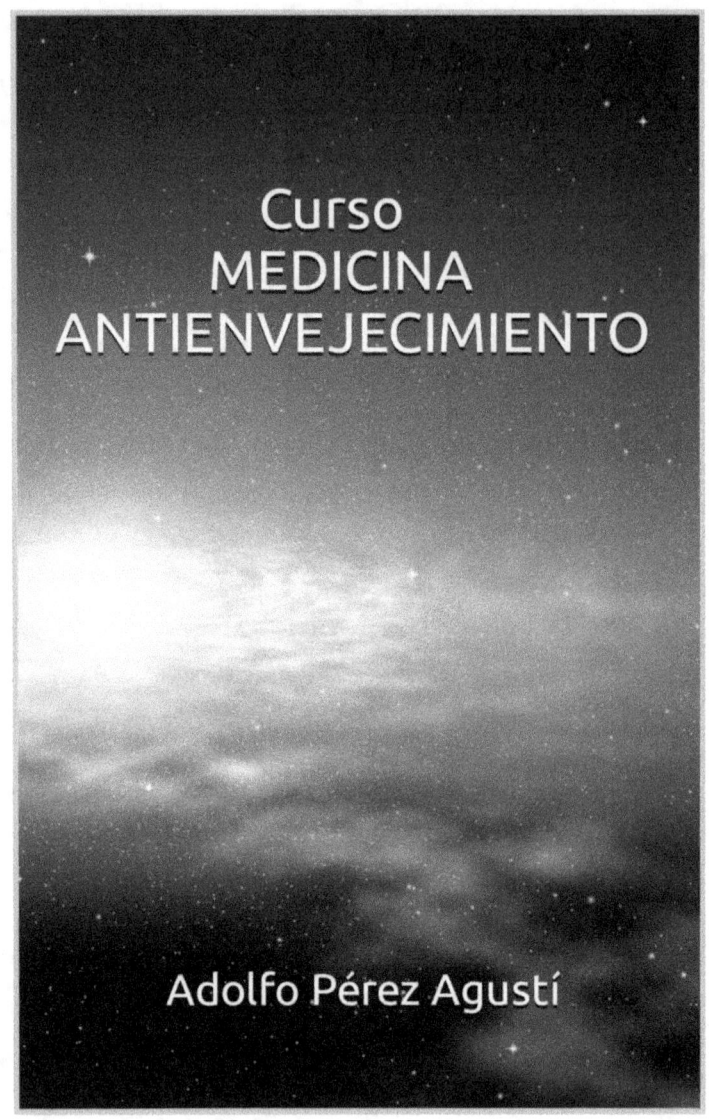

Curso
MEDICINA
ANTIENVEJECIMIENTO

Adolfo Pérez Agustí

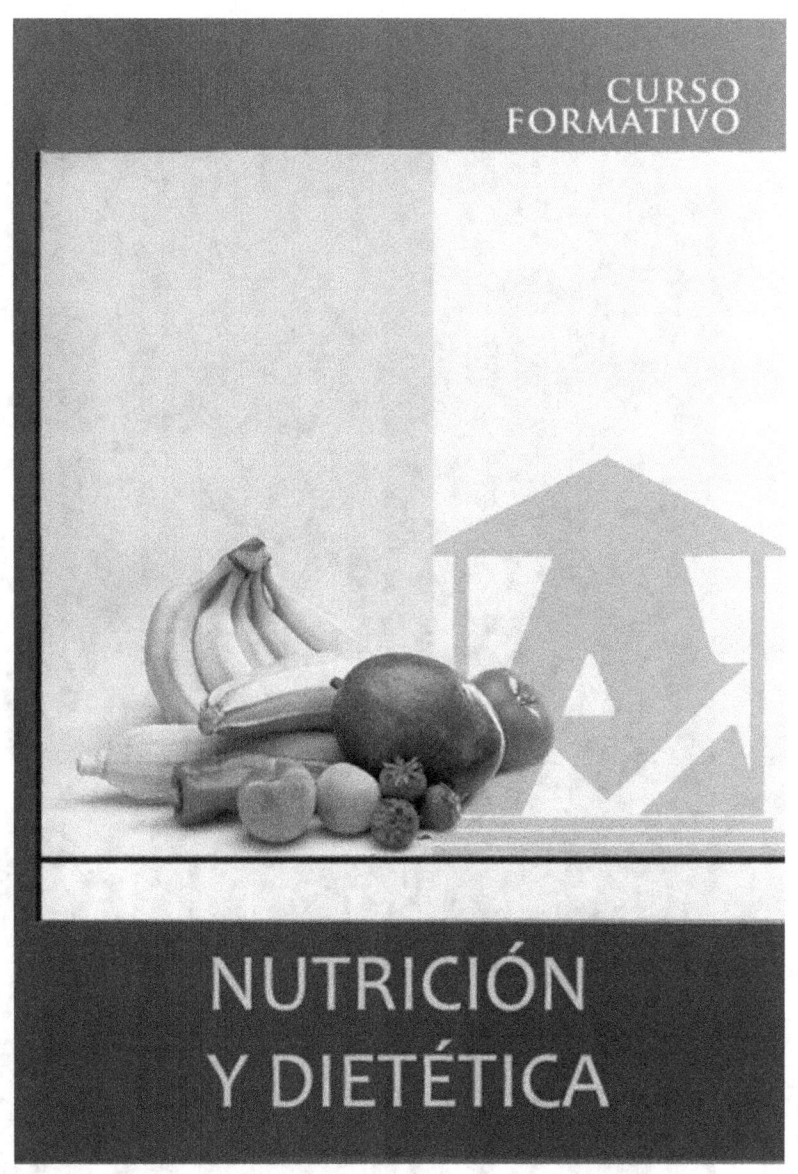

CURSO
FORMATIVO

NUTRICIÓN Y DIETÉTICA

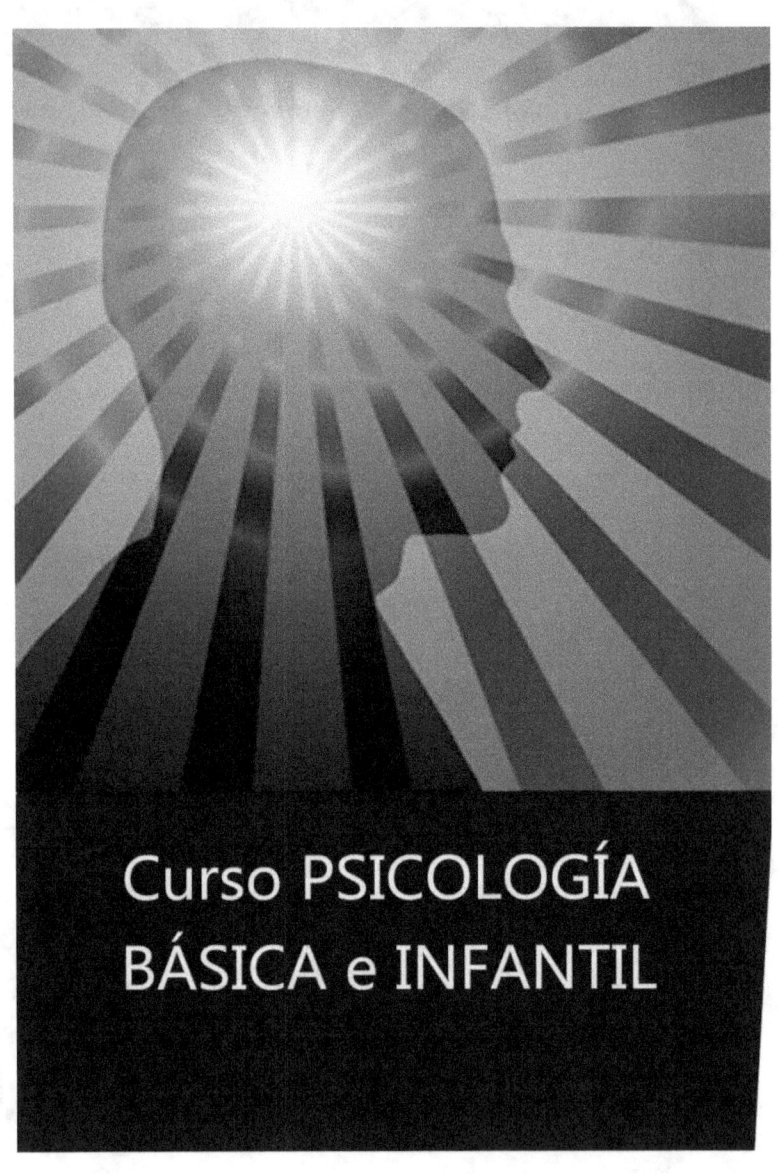

Curso PSICOLOGÍA BÁSICA e INFANTIL

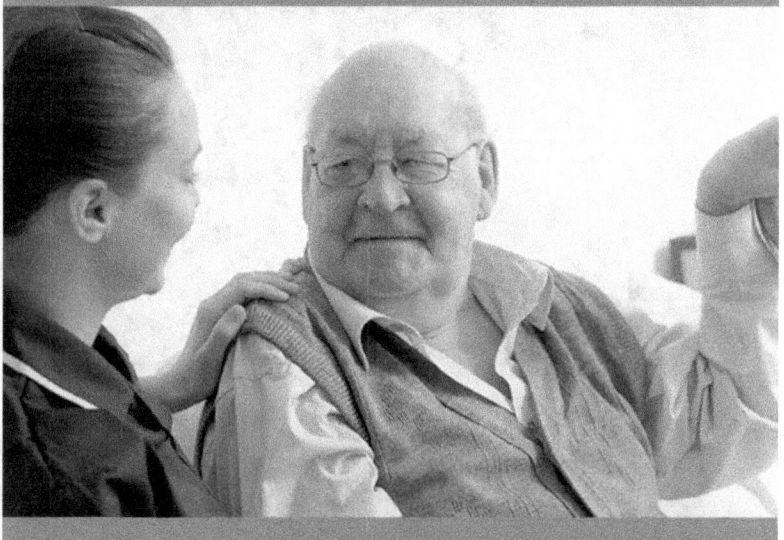

AUXILIAR
de
GERIATRÍA

Curso formativo

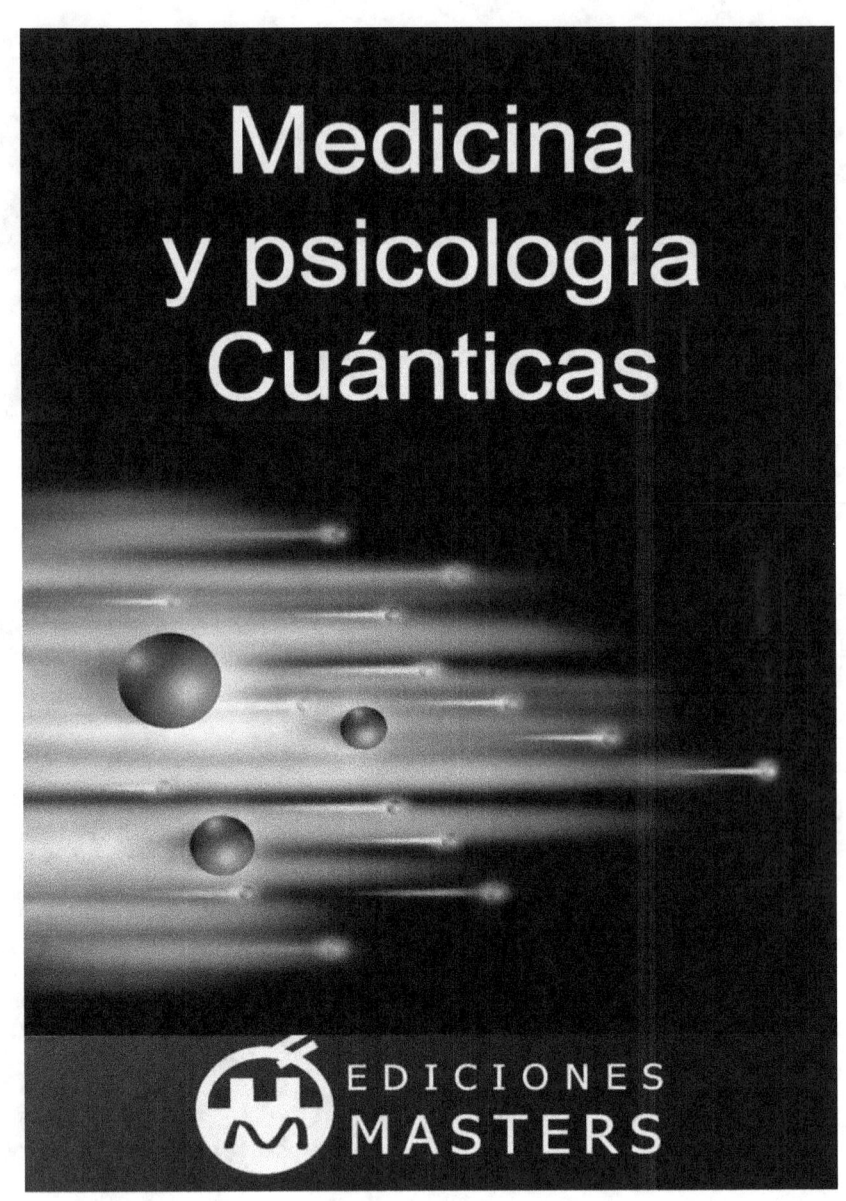

Medicina
y psicología
Cuánticas

EDICIONES
MASTERS